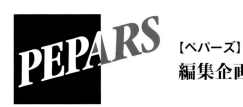

【ペパーズ】
編集企画にあたって…

　皮膚疾患は，すべての診療科が日常診療で遭遇する疾患です．特に，皮膚外科を専門とする形成外科医にとっては，身近であり，診断・治療に関与する頻度は高くなります．しかし，皮膚疾患の診断は複雑なものも多く，皮膚科以外の診療科医師にとっては，簡単なことではありません．

　私は，半年の皮膚科研修期間に恵まれ，その時に学んだ知識と経験を頼りに皮膚疾患に対応してきましたが，今でも，1年に数回は冷や汗をかいています．そんな時には，皮膚科の先生にご指導を仰ぐのですが，同時に，「皮膚科以外の診療科医師のための皮膚科診療マニュアル」の必要性を強く感じておりました．ですから，今回，編集企画のお話をいただいた時には，すぐに皮膚科の安齋先生にご相談し，この企画を実行いたしました．

　まず，私が形成外科医としての目線で皮膚科診療における疑問点を考えた上で，若手形成外科医にアンケートをとって解決すべき疑問点を網羅しました．次に，その解決に必要な知識を，皮膚科専門医である安齋先生が，皮膚科各分野におけるエキスパートの先生方に執筆を依頼してくださいました．その結果，形成外科医（あるいは皮膚科以外の診療科医）が持つ皮膚科診療における疑問に，皮膚科専門医がわかりやすく回答した特集が実現しました．

　この本を活用することで，皮膚悪性腫瘍に対する診断力や各皮膚疾患に関する知識の強化が期待されます．また，いまさら聞けないような日常的に行っている皮膚科検査や治療手技について再確認することもできます．専門的治療が必要な皮膚疾患を速やかに皮膚科に紹介する判断の助けにもなります．コロナ禍で増えているマスクかぶれへの対応も学べます．

　形成外科医（あるいは皮膚科以外の診療科医）にとって，明日からの皮膚診療にダイレクトに役立つ内容が詰まっておりますので，是非，ご一読いただき，皮膚診療の現場で手元に置きお役立ていただければ幸いです．

　最後に，編集にご尽力いただいた安齋先生とご多忙の中執筆をご快諾いただきました先生方に，この場を借りて厚くお礼申し上げます．本企画が，読者の方々の今後の皮膚診療の一助になることを祈念いたします．

2022年6月

土佐眞美子

WRITERS FILE

ライターズファイル（五十音順）

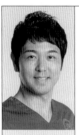

浅井　純
（あさい　じゅん）

2001年	京都府立医科大学卒業
2001年	同大学附属病院皮膚科，研修医
2003年	同大学大学院医学研究科博士課程入学
2004年	セントエリザベスメディカルセンター（米国，ボストン，タフツ大学）留学
2006年	京都府立医科大学大学院医学研究科皮膚病態制御学，助手
2007年	同大学大学院医学研究科皮膚科学，助教（改称）
2009年	京都府立与謝の海病院皮膚科，医長
2010年	京都府立医科大学大学院医学研究科皮膚科学，助教
2012年	同，学内講師
2016年	同，講師

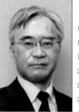

梅林　芳弘
（うめばやし　よしひろ）

1987年	筑波大学卒業 同大学皮膚科入局
1993年	同大学臨床医学系皮膚科，助手
1996年	日立総合病院皮膚科，主任医長
2002年	筑波大学臨床医学系皮膚科，講師
2004年	秋田大学医学部皮膚科，准教授
2015年	東京医科大学皮膚科，准教授
2016年	同大学八王子医療センター皮膚科，教授

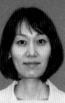

荻田あづさ
（おぎた　あづさ）

2002年	北里大学卒業 順天堂大学付属順天堂医院小児科
2003年	日本医科大学付属病院皮膚科
2005年	同大学付属病院皮膚科，助教
2019年	同大学武蔵小杉病院皮膚科，教育担当講師
2021年	同大学武蔵小杉病院皮膚科，講師
2022年	同大学武蔵小杉病院皮膚科，准教授

天野　博雄
（あまの　ひろお）

1993年	群馬大学卒業
1993年	同大学医学部附属病院，研修医（皮膚科）
1998年	同大学医学部大学院博士課程修了 同大学医学部皮膚科学教室，助手 カナダ・マクマスター大学病理学教室留学
2000年	同大学医学部皮膚科学教室，助手
2008年	同大学大学院医学系研究科皮膚科学，講師
2017年	岩手医科大学医学部皮膚科学講座，教授

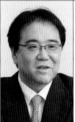

遠藤　幸紀
（えんどう　こうき）

1995年	岩手医科大学卒業
2000年	筑波大学大学院医学研究科修了 同大学皮膚科，助手
2002年	八戸赤十字病院皮膚科
2004年	岩手医科大学皮膚科，助教
2005年	同，講師
2019年	東京慈恵会医科大学皮膚科，講師
2020年	同大学附属柏病院皮膚科，診療部長

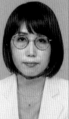

佐藤さゆり
（さとう　さゆり）

2008年	札幌医科大学卒業 同大学皮膚科入局
2020年	同大学大学院修了 同大学皮膚科，助教

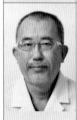

安齋　眞一
（あんさい　しんいち）

1983年	山形大学医学部医学科卒業
1992年	同大学医学部付属病院皮膚科，講師
1994年	山形県立日本海病院皮膚科，医長
2001年	秋田大学医学部皮膚科学講座，助教授
2004年	札幌皮膚病理研究所，副所長
2007年	徳島大学大学院ヘルスバイオサイエンス研究部皮膚科学分野，准教授
2009年	日本医科大学医学部皮膚科学講座，准教授
2011年	同大学武蔵小杉病院皮膚科，部長
2015年	同大学医学部皮膚科学，教授併任
2016年	同大学武蔵小杉病院皮膚科病理診断室開設，室長併任
2021年	PCL Japan，常勤医

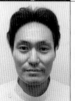

小川　浩平
（おがわ　こうへい）

2005年	奈良県立医科大学卒業 同大学附属病院，臨床研修医
2007年	同大学皮膚科，医員
2010年	同大学大学院医学研究科入学
2012年10月〜12月	札幌皮膚病理診断所，研修医
2013年	奈良県立医科大学大学院医学研究科修了 同大学皮膚科，助教
2015年	ICDP-UEMS 認定，国際皮膚病理専門医取得
2021年	奈良県立医科大学皮膚科，学内講師

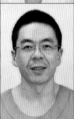

高井　利浩
（たかい　としひろ）

1997年	神戸大学卒業 同大学医学部付属病院皮膚科，研修医
1998年	兵庫県立成人病センター皮膚科
2000年	西脇市立西脇病院皮膚科
2001年	神戸大学医学部付属病院皮膚科，医員
2002年	札幌皮膚病理研究所，研修医
2003年	高砂市民病院皮膚科，副医長
2005年	兵庫県立成人病センター皮膚科，医長 （2007年がんセンターに改称）
2017年	同，部長

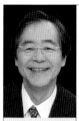

田中　勝
（たなか　まさる）

1984年	慶應義塾大学卒業
1992年	同大学博士（医学）
1993〜95年	英国ウェールズ大学留学
1996年	慶應義塾大学皮膚科，講師
1999年	同，助教授
2006年	東京女子医科大学東医療センター皮膚科，助教授
2007年	同，教授
2022年	東京女子医科大学附属足立医療センター皮膚科，教授

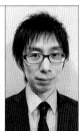

長谷川瑛人
（はせがわ　あきと）

2012年	新潟大学卒業
2012年	佐渡総合病院，初期臨床研修医
2014年	新潟大学皮膚科入局
2015年	長岡赤十字病院
2016年	新潟大学皮膚科，医員
2020年	同大学大学院博士課程修了
2021年	同大学皮膚科，助教

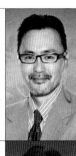

山﨑　研志
（やまさき　けんし）

1992年	大阪大学医学部卒業　同大学附属病院皮膚科形成外科医員
1993年	大阪府立母子保健総合医療センター
1995年	大阪府立千里救命救急センター
1996年	千葉大学医学部附属病院皮膚科
1997年	愛媛大学医学部皮膚科学，助手
2003年	カリフォルニア大学サンディエゴ校皮膚科ポストドク
2010年	東北大学大学院皮膚科学，准教授
2021年	同大学病院，特命教授／皮膚科診療科長
2022年	医療法人廣仁会りふ皮膚科アレルギー科クリニック，院長

外川　八英
（とがわ　やえい）

1999年	東京慈恵会医科大学卒業
1999年	国保旭中央病院研修医（スーパーローテート）
2001年	千葉大学医学部附属病院皮膚科，医員
2003年	同大学医学部附属病院皮膚科，助手
2004年	同大学大学院医学研究院皮膚科学，助手
2007年	同大学大学院医学研究院皮膚科学，助手
2021年	同大学医学部附属病院皮膚科，講師

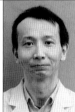

光井　康博
（みつい　やすひろ）

2011年	奈良県立医科大学卒業　同大学附属病院，臨床研修医
2013年	同大学皮膚科入局
2021年	同，助教

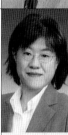

山田　七子
（やまだ　ななこ）

1992年	鳥取大学卒業　同大学皮膚科入局
1998年	同大学皮膚科修了　同大学皮膚科，助手
1999年	同大学皮膚科入局
2000〜2001年	米国ボストン大学医学部（Dermatopathology Section）留学
2001年	鳥取大学皮膚科，助手
2004年	同大学皮膚科，講師
2012年	同大学医学部附属病院ワークライフバランスセンター，副センター長，准教授
2013年	同大学医学部附属病院卒後臨床研修センター，副センター長／准教授
2021年	同大学医学部附属病院臨床研修支援部，卒後臨床研修センター長／教授

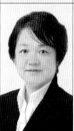

土佐眞美子
（とさ　まみこ）

1992年	日本医科大学卒業　同大学形成外科入局
1997年	同大学形成外科，助教
2008年	同大学武蔵小杉病院形成外科，講師
2018年	同大学付属病院形成外科，准教授
2021年	日本医科大学形成外科，特任教授

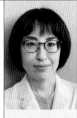

皆川　茜
（みながわ　あかね）

2001年	信州大学卒業　同大学皮膚科入局
2014年	同大学大学院卒業
2017年	同大学皮膚科，助教

CONTENTS

皮膚科ラーニング！
STEP UP 形成外科診療

編集／日本医科大学形成外科　　　　　　　　　　土佐眞美子
PCL Japan／日本医科大学皮膚科　　　安齋眞一

◆編集顧問／栗原邦弘　百束比古　光嶋　勲
◆編集主幹／上田晃一　大慈弥裕之　小川　令

【ペパーズ】
PEPARS No.187/2022.7◆目次

「PEPARS®」とは Perspective Essential Plastic Aesthetic Reconstructive Surgery の頭文字より構成される造語．

KEY WORDS INDEX

ここからマスター！

新刊

手外科研修レクチャーブック

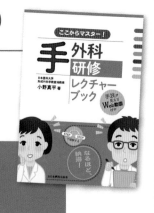

日本医科大学形成外科学教室准教授
小野真平 著

2022年4月発行
B5判　360頁　オールカラー
26本のweb動画付き
定価9,900円
（本体価格9,000円＋税）

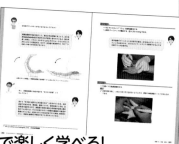

手の基本疾患・手外科のキホンを、会話形式のレクチャーで楽しく学べる！
手技の実際はSTEP by STEPと26本の動画で丁寧にわかりやすく解説しました！

目次

詳しい内容はこちらまで

全日本病院出版会
〒113-0033　東京都文京区本郷 3-16-4　Tel:03-5689-5989
http://www.zenniti.com　Fax:03-5689-8030

PEPARS No.187：1-6, 2022

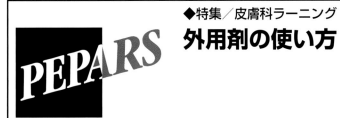

◆特集／皮膚科ラーニング！STEP UP 形成外科診療

外用剤の使い方

佐藤さゆり[*1] 宇原 久[*2]

Key Words：剤形（formulation），基剤（base），軟膏（ointment），クリーム（cream），ステロイド（steroid），保湿剤（moisturizer）

Abstract 外用剤はステロイド外用剤，抗真菌剤，保湿剤など多種多様であり，疾患ごとに適切な外用剤を選択する．ステロイド外用剤は皮疹の炎症の程度と湿潤の有無，解剖学的部位によって適切な強さと剤形の選択を行う．外用剤は主剤と基剤からなるが，基剤によって剤形（軟膏・クリーム・ローション）が異なる．各基剤の特徴をもとに，皮疹の性状や部位，患者の好みも加え，適切な剤形を選択する．また，外用指導も重要で，理想的な指導だけではなく，患者自身で外用が継続できるような外用回数（妥協も重要），1 回の外用量を指導する．ステロイド外用剤を含め，外用剤は接触皮膚炎が起こり得るので，効果が乏しい場合は必ず現在の治療の妥当性を検証する．

外用剤の構造

外用剤は，主たる薬効を示す物質である主剤（ステロイドなど）と基剤からなる．基剤によって外用薬の剤形が決まる．剤形独自に特徴を有するが，軟膏やクリームは基剤によって更に 2 群に分類される（表 1）．基剤は主剤の安定性と経皮吸収を促進する役割を有する．軟膏とクリームではクリームの方が薬剤の透過性が高い[1]．外用後の累積皮膚透過量は，水溶性より脂溶性の方が皮膚に移行しやすいと報告されている[2]．

基剤ごとの分類（表 1）[3]~[5]

1．軟 膏

A．油脂性基剤

ワセリンやパラフィンなどの油性成分からなり，疎水性である．一般的に軟膏というと，この油脂性基剤軟膏を指す．最も安定性が高く（ワセリン内には細菌は繁殖できず，吸水しないので基剤が変性しない），潰瘍面などの湿潤する病変には第一選択の基剤である．一方，べたつきが強く，水で洗い落としにくいので，使用感が悪く，患者の外用アドヒアランスが低下する場合がある．

B．水溶性基剤

吸水作用があるため，浸出液の量が多すぎる場合などに使用されることが多い．このため，病変部が乾燥してしまうこともあり，潰瘍治療などの際には注意が必要である．軟膏であるが容易に水に洗い流すことができる．マクロゴールなどが代表的基剤である．

*1 Sayuri SATO，〒060-8543 札幌市中央区南 1
条西 16 丁目 札幌医科大学皮膚科，助教
*2 Hisashi UHARA，同，教授

表 1. 基剤の長所，短所，適する病変部位

剤形		長所	短所	紅斑・丘疹	水疱・膿疱	びらん・浸潤面
軟膏	油脂性基剤	被覆による保護・保湿作用 柔軟作用，刺激感が少なく，病変の状態を選ばない	べたつく，伸びが悪い 主剤の経皮吸収性が他剤形に比べ低い	○	○	○
	水溶性基剤	浸出液を吸収する 水で洗い流せる	主剤の経皮吸収性が低い		○	○
クリーム	油中水型 (W/O 型)	経皮吸収性が高い 軟膏よりも伸びが良い	時に刺激感がある 潰瘍やびらん面には使用できない 軟膏より保護作用に劣る	○	×	×
	水中油型 (O/W 型)	軟膏よりべたつかない 皮膚の浸潤作用がある				
ローション		有毛部などで使用しやすい 伸びが良く塗布しやすい	被覆作用はない 時に刺激感がある 潰瘍やびらん面には使用できない	○	×	×
ゲル		伸びが良い	被覆作用はない 時に刺激感がある	○		
スプレー		速乾性がある 広範囲の面に使用しやすい	被覆作用はない 時に刺激感がある	○		

2．クリーム

油中水型と水中油型がある．見分け方は絞り出したクリームに水を混ぜ，水を吸収してどろどろになれば前者である．

A．油中水型

クリームは水と油を界面活性剤によって混合させたものであるが，油が主成分でその中に水が存在するものが油中水型(water in oil)と呼ばれる．油が主成分のため使用感は油脂性軟膏と次の水中油型の中間くらいである．べたつきはあるものの，油脂性軟膏より伸びは良い．油中水型のクリーム剤は数が少なく，主な外用剤はネリゾナ®ユニバーサルクリーム，メサデルム®クリーム，パスタロン®ソフト軟膏，ヒルドイド®ソフト軟膏，リフラップ®軟膏などである．

B．水中油型

油注水型とは逆に，水が主成分でその中に油が存在するものを水中油型(oil in water)と呼ぶ．伸びがよく，温度の影響を受けにくい．皮膚への浸透がよい．多くのクリームが水中油型である．浸出液を伴う病変には適さない(水分を吸収して分離する)．

基剤による外用の使い分け[4)6)7)]

各基剤には特徴があり，この特徴から使用できる皮膚状態が決まる(表1)．なお，ジェネリック製品は先発品と同一の主剤を含むが，基剤，防腐剤，そのほかの含有物(クロタミトンなどの別の主剤が付加されていることも多い)は異なることが多い．基剤の質は薬効と使用感に大きく影響するため，うまく使い分ける必要がある．また外用剤によるかぶれの多くは基剤や添加された別の主剤や防腐剤による．

軟膏は刺激感が少なく，浸出液を吸い込む作用もないため，潰瘍やびらん面も含めどのような皮膚状態にも使用が可能である．クリームやローションでは刺激感を感じる患者でも，軟膏であれば刺激感が少ないことが多い．また，被覆作用があり，皮膚を保護することで水分の蒸発を防ぎ皮膚の乾燥を改善させる．このため，皮膚科医が皮膚疾患の治療の際に最も多く使用する基剤である．

クリームは時に刺激感があることや，水中油型クリームでは浸出液を再吸収してしまうため，潰瘍やびらん面などの浸潤性病変部への使用はできないが，べたつきが少なく伸びが良いため，使用感がよい．夏場などの汗をかく時期などには軟膏

表 2. 本邦のステロイド(先発品)のランク分類と代表的製品名，剤形の抜粋

ステロイドランク	一般名	代表的製品名	軟膏	クリーム	ローション
Strongest（Ⅰ群）	クロベタゾールプロピオン酸エステル	デルモベート	○	○	○
	ジフロラゾン酢酸エステル	ダイアコート，ジフラール	○	○	
Very strong（Ⅱ群）	モメタゾンフランカルボン酸エステル	フルメタ	○	○	○
	ベタメタゾン酪酸エステルプロピオン酸エステル	アンテベート	○	○	○
	フルオシノニド	トプシム	○	○	○
	ジフルプレドナート	マイザー	○	○	
	ジフルコルトロン吉草酸エステル	ネリゾナ	○	○	※1
	酪酸プロピオン酸ヒドロコルチゾン	パンデル	○	○	○
Strong（Ⅲ群）	デキサメタゾン吉草酸エステル	ボアラ	○	○	
	デキサメタゾンプロピオン酸エステル	メサデルム	○	○	
	ベタメタゾン吉草酸エステル	リンデロン-V，ベトネベート	○	○	○
	フルオシノロンアセトニド	フルコート	○	○	※1
Medium/Mild（Ⅳ群）	プレドニゾロン吉草酸エステル酢酸エステル	リドメックスコーワ	○	○	○
	クロベタゾン酪酸エステル	キンダベート	○		
	ヒドロコルチゾン酪酸エステル	ロコイド	○	○	
	アルクロメタゾンプロピオン酸エステル	アルメタ	○		
Weak（Ⅴ群）	プレドニゾロン	プレドニゾロン		○※2	

※1ローションではなく，液剤が存在している薬剤
※2軟膏は後発品のみ

ではなく，クリームやローションなどの使用が好まれることが多い．また，皮膚に水分を供給する作用があり，クリームの保湿剤は保湿力にも優れている．

　ローションには乳液タイプとアルコールタイプがある．どちらも浸潤した病変には適さない．頭部などの有毛部や爪病変に使用されることが多い．クリームでもべたつきが気になる場合や夏季などは，体幹や四肢でも使用感がさっぱりするローション製剤が好まれる場合がある(アドヒアランスが上がる)．乳液タイプのローションはアルコールを含有するものと，含まない(代わりにアルコール以外の防腐剤が入る)ものがある．前者は清涼感や刺激感を持ち，これを好む患者も多いが，逆に傷があるとしみる．そのような場合はアルコールの含有していない製品を選択する．以下のサイトで製品に含有する成分を調べることができる(https://www.kegg.jp/kegg/medicus/).

主剤による外用剤の使い分け

　皮膚科領域の外用療法で頻用されるステロイド外用薬，抗真菌薬，保湿剤，抗生剤入り軟膏，また，古典的な薬剤である亜鉛華軟膏について概説する．

1．ステロイド

　ステロイド外用薬の強さは本邦では5群に分けられている．強さのランクは外用による毛細血管の収縮の程度のみによって評価されている．したがって実臨床では表2に示したランクと異なった印象を持つ場合もある．表2にはジェネリックを除いたステロイド外用剤のランク・剤形を示している[8](ジェネリックによっては先発品と異なる剤形を採用している)．

　ステロイド外用剤の強さの選択は皮膚症状の程度，湿潤の有無，外用部位による．日本皮膚科学会のアトピー性皮膚炎診療ガイドラインでは，皮疹の重症度の目安と重症度による外用剤の選択基

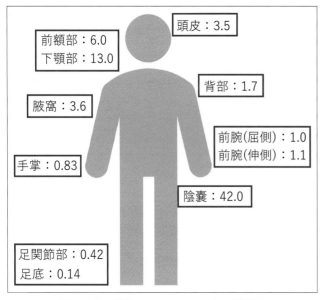

頭皮：3.5
前額部：6.0
下顎部：13.0
背部：1.7
腋窩：3.6
前腕(屈側)：1.0
前腕(伸側)：1.1
手掌：0.83
陰囊：42.0
足関節部：0.42
足底：0.14

図 1. 体の部位によるステロイドの吸収率

準が示されており参照されたい[8]．また，ステロイドの吸収率は，体の部位によっても異なる．特に顔面や外陰部は吸収率が高く，前腕の吸収率を1とすると陰囊は42倍にもなる[9]（図1）．逆に背部や掌蹠の吸収率は悪い．吸収率が高い部位では，ステロイドランクを一段下げるか，外用期間を短くするなどの配慮が必要である．剤形の選択は前述のように患者の好みも参考にするとよい（再診時に印象を患者に聞く）．

適正な使用を行えば，ステロイド外用によって，全身的な副作用が起こる可能性はほとんどないとされているが，高齢者や小児でストロンゲス

トクラスの外用剤を大量長期に使用すると副腎機能低下を起こすことがある．局所的な副作用としては尋常性ざ瘡，皮膚の萎縮や毛細血管拡張，ステロイド紫斑，酒さ様皮膚炎がある．

2．抗真菌外用剤

抗真菌剤は湿疹・皮膚炎群では脂漏性皮膚炎と足白癬・足爪白癬，カンジダなどの浅在性真菌感染症に使用されている．必ず事前に真菌検査を行う（経験豊富な皮膚科医ほど真菌検査率が高い．つまり真菌症は臨床的な診断が難しい）．

抗真菌剤にも多くの種類があり，ステロイド外用と同様に多様な剤形が存在する．表3に一般的に皮膚の真菌感染で頻用される製品を掲載した．抗真菌剤はかぶれることがあるため，イミダゾール系以外の系統の製品も知っておくと対応しやすい．

足白癬や体部白癬に使用する抗真菌剤はクリームや液状の製剤が多いが，特にびらん面や浸潤面に使用すると接触皮膚炎が生じることがある．抗真菌剤の使用で軽快しないと患者が訴える場合は（外用後1～2週間は検査で真菌が同定できないので），まず1～2週間程度ベリーストロングからストロング程度のステロイド剤を外用し，炎症を抑えてから再度真菌検査を行う．接触皮膚炎を生じている場合は，異なる系統の抗真菌剤へ変更する．また，殿部白癬も多く経験されると思われる

表 3. 皮膚に主に使用する外用抗真菌剤の分類と剤形，適応疾患

分類名	一般名	先発品名	剤形				適応疾患		
			軟膏	クリーム	液	スプレー	白癬	カンジダ	癜風
イミダゾール系	ビホナゾール	マイコスポール		○	○				
	ケトコナゾール	ニゾラール		○	○				
	ラノコナゾール	アスタット	○	○	○		○	○	○
	ルリコナゾール	ルリコン	○	○	○				
		ルコナック			○ (爪のみ)		○		
トリアゾール系	エフィナコナゾール	クレナフィン			○ (爪のみ)		○		
モルホリン系	塩酸アモロルフィン	ペキロン		○			○	○	○
アリルアミン系	塩酸テルビナフィン	ラミシール		○	○	○	○	○	○
ベンジルアミン系	塩酸ブテナフィン	メンタックス/ボレー		○	○		○		
チオカルバミン酸系	トルナフタート	ハイアラージン	○				○		
	リラナフタート	ゼフナート		○	○				

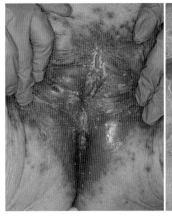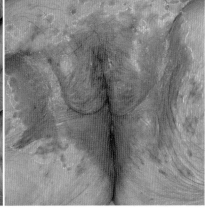

a|b

図 2.
陰部白癬とおむつ皮膚炎の合併例
　a：治療前
　b：抗真菌薬＋亜鉛華軟膏塗布後，紅斑・落屑・浸軟ともに改善している.

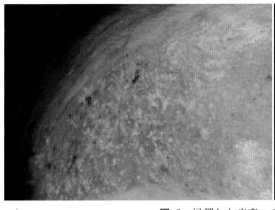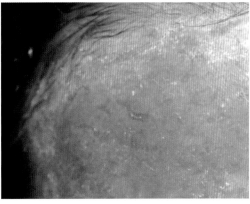

a|b　　　　　　　　図 3. 浸潤した病変への亜鉛華軟膏使用例
　　　a：前額部に紅斑と一部痂皮・膿疱が付着
　　　b：ステロイド外用＋亜鉛華軟膏外用による治療後，紅斑は褐色となり，一部びらんは残るが，浸潤した病変は改善している.

が，その場合おむつや尿・便による皮膚炎を併発していることも多い．抗真菌剤の外用で皮膚病変が十分に軽快しない場合は，ステロイド外用の併用や亜鉛華軟膏での保護も必要となる（図2）．それぞれの目的に合わせて適切な使用期間を外用剤ごとに設定すべきである．

3．保湿剤

乾燥は皮膚のかゆみを誘発する．アトピー性皮膚炎では角層の水分含有量が低下しており，皮膚バリア機能が障害されている．皮脂欠乏症や放射線皮膚炎予防や手足症候群の予防など，様々な面で保湿剤は使用される．

保湿剤も少量を塗布しただけでは効果は少なく，適切な量を外用するように指導する．以前は，入浴後できるだけ早く，保湿剤を外用すると指導していた．しかし，入浴直後に外用した群と入浴後1時間後に外用した群で，角層中水分率に有意

な差がないことが報告されており[10]，遅くとも入浴後30分から1時間以内までに塗布すればよいと考えられる．保湿剤とステロイド外用剤の外用順については，どちらが先でも効果には影響がないと考えられている．アドヒアランスからステロイド外用剤と保湿剤を混合する際は，配合変化が起きないように基剤の種類に注意する．

4．亜鉛華軟膏

古くから使用されてきた外用剤である．吸水作用や皮膚保護作用があり，浸潤性病変の際に使用されることが多い．痒疹やアトピー性皮膚炎の湿疹を掻爬することで表面にびらんが生じ，"じくじくした"状態になった場合など，ステロイド外用に加え亜鉛華軟膏を重ねることが有用なことがある（図3）．また，図2のようなおむつ皮膚炎にも亜鉛華軟膏は多く使われる．おむつ皮膚炎は便汚染時などに殿部・股部を頻回に洗浄し亜鉛華軟

膏を含め水分をふき取るという行為が悪化原因となっている場合がある．このような時は，汚れを除去後に付着している亜鉛華軟膏を完全に除去しないで，新たに亜鉛華軟膏を重層していくようにすると皮膚面に傷が付きにくい．

5．抗菌外用剤

安易に長期間使用されていることが多い．特にニューキノロン系は耐性菌による重症感染症に対する最後の砦となる薬剤であり，一般に第一選択として使うべき抗菌剤ではない．外用剤によって耐性菌を作らないように使用に際しては慎重に適応と外用期間を設定すべきである．抗生剤含有軟膏を使用せざるを得ない場合は耐性化予防のため1週間程度の短期間とする．フラジオマイシンは接触皮膚炎の原因として多い抗菌剤であるが，リンデロン® A 軟膏，ネオメドロール® EE，バラマイシン® 軟膏などに含有されている．ゲンタマイシンなどの他のアミノグリコシド系と交叉反応することもあるため，紅斑の軽快しない時は薬剤による接触皮膚炎を疑う．

外用量の重要性

湿疹などにステロイド外用を行っているが改善しないという場合，外用量が少ないことが原因のことがある．外用量の目安は1FTU（finger tip unit）と言われており，チューブなどを人差し指の先端から第1関節の長さまで押し出した量と定義され[11]，口径5 mm のチューブから出した1FTU は約0.5 g である（チューブの口径は製品によって異なる）．1FTU で手掌2枚分の範囲に塗布するのが目安である．成人が全身に外用した場合，1回に必要な外用量は約40 FTU（約20 g）になる[4]．また，他にも"外用後にティッシュを当ててくっつく程度"と指導することもある．ローションの1FTU は1円玉大のサイズである．外用量は剤形の選択と同じくらい非常に大切なので，しっかりした外用量を，急性期は1日2回行う．皮膚状況が落ち着いてきたら1日1回などの外用に減らすこともできる．再診間隔と皮疹の範囲，患者が希望する処方量で外用がきちんとなされているか推測が可能である．

参考文献

1) 大谷道輝ほか：市販軟膏およびクリーム剤の混合製剤の物理的安定性と配合薬物の in vitro での皮膚透過性の検討．病院薬学．23：11-18, 1997.
2) Abe, A., et al.：Establishment of an evaluation method to detect drug distribution in hair follicles. Int J Pharm. 542：27-35, 2018.
3) 安部正敏：【皮膚科医必携！外用療法・外用指導のポイント】外用薬の基剤と使い分け—外用薬総論—．MB Derma. 300：1-7, 2020.
4) 日野治子：外用剤の基本　基剤によってどのように塗り分けるの？　現場の疑問に答える皮膚病治療薬 Q & A．宮地良樹ほか編．5-7, 中外医学社，2008.
5) 大谷道輝：【手元に1冊！皮膚科混合・併用薬使用ガイド】基剤と剤形から考える外用薬の混合．MB Derma. 314：1-7, 2021.
6) 瑞本宇志，奥野　聡：【皮膚科処置　基本の「キ」】軟膏処置．MB Derma. 311：39-48, 2021.
7) 瑞本宇志：【日常診療に役立つ皮膚アレルギー入門 for フレッシャーズ】アトピー性皮膚炎のスキンケア—古典的外用薬を上手に使う．J Visual Dermatol. 12：392-397, 2013.
8) 佐伯秀久ほか：アトピー性皮膚炎診療ガイドライン．日皮会誌．131：2691-2777, 2021.
9) Feldman, R. J., Maibach, H. I.：Regional variation in percutaneous penetration of 14C cortisol in man. J Invest Dermatol. 48：181-183, 1967.
10) 野澤　茜ほか：保湿剤の効果に及ぼす入浴と塗布時期の関係．日皮会誌．121：1421-1426, 2011.
11) Long, C. C., Finlay, A. Y.：The finger-tip unit—a new practical measure. Clin Exp Dermatol. 16：444-447, 1991.

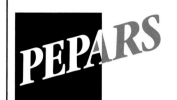

◆特集／皮膚科ラーニング！STEP UP 形成外科診療

痤瘡の診断と治療

山﨑　研志*

Key Words：痤瘡(acne)，脂腺性毛包(sebaceous follicular unit)，面皰(comedo)，萎縮性瘢痕(atrophic scar)，肥厚性瘢痕(hypertrophic scar)

Abstract　尋常性痤瘡は脂腺性毛包を中心に形成される皮膚慢性炎症性疾患で，面皰の形成から病変は始まる．面皰は顕微鏡的・ミクロ視野的に脂腺性毛包周囲に炎症反応をきたしており，適切な介入がないと肉眼的・マクロ視野的な炎症性皮疹である紅色丘疹や膿疱を形成する．炎症性皮疹部では真皮結合組織の炎症性分解・破壊が起こっており，生涯にわたって持続する瘢痕・皮膚性状の変化を形成する．面皰から炎症性皮疹の経過過程で，痤瘡は肉眼的・顕微鏡的な真皮細胞外マトリックスの変性から瘢痕・線維化をきたし，生涯にわたって持続し得る皮膚の色調・性状の変化や形態変形を残し得る．痤瘡による皮膚形態・形状変形をきたさないためには，面皰の段階からの痤瘡治療への早期介入と継続が望ましい．痤瘡の治療は，個々の皮疹の性状や症候をよく観察し，日本皮膚科学会ガイドラインに準じて行うとよい．

痤瘡の分布，好発部位；脂腺性毛包を主体とした病変分布

　一般的に痤瘡・ニキビと称されるのは，思春期・第二次性徴に伴って起こる尋常性痤瘡である．新生児痤瘡は，新生児期の生理的な脂腺分泌亢進に伴って起こる．尋常性痤瘡と新生児痤瘡以外に医療者が比較的よく遭遇する痤瘡には，ステロイド治療に伴うステロイド痤瘡・ステロイド毛包炎，EGF 受容体抗体薬やキナーゼ阻害薬による痤瘡様発疹・毛包炎様皮疹，ベーチェット病を含む自己炎症性疾患に伴う痤瘡様発疹，などがある．成因は異なるが，いずれの痤瘡・痤瘡様発疹も脂腺が発達し毛幹が小さい脂腺性毛包を主体とした病変である．脂腺性毛包は，顔面と体幹上部（胸部，上背部）に分布しており，痤瘡の皮疹・症状も顔面と体幹上部に好発する．

尋常性痤瘡の臨床症状とその成因

　尋常性痤瘡は，思春期頃の性ホルモン分泌亢進，特にアンドロゲンの分泌亢進に呼応した毛包脂腺系の増殖・増大に伴い発症し，思春期以降から 30 歳代ぐらいに好発する．顔面・体幹上部の脂腺性毛包に一致した皮疹分布を呈し，以下のような個疹が混在する．

1．面皰，微小面皰（図 1）

　毛包漏斗部の過角化による閉塞とアンドロゲン増加などに伴う脂腺の増殖・増大に伴い，毛包内での皮脂貯留と毛包部の拡大が起こった状態である．臨床的・肉眼的に角栓と軽度の皮膚隆起性変化が確認される皮疹を面皰と表する．肉眼的な皮膚形態変化は確認されないが，病理組織で毛包の拡大が確認されるものを微小面皰と称する．一般的には，紅斑などの炎症反応を伴わない皮疹を面皰と表現する．

* Kenshi YAMASAKI，〒981-0112　宮城県宮城郡利府町利府字新屋田前 22　イオンモール新利府北館 2 階，りふ皮膚科アレルギー科クリニック，院長

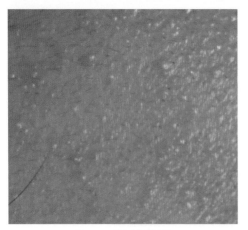

図 1. 面皰（前額部）

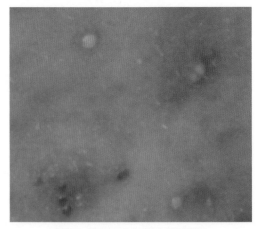

図 2. 紅色丘疹と膿疱（前額部）

A．閉鎖面皰

　毛孔が角栓により閉鎖され，毛包内皮脂貯留と拡大により軽度の皮膚隆起を認めるもの．毛包内の内容物は見えない．いわゆる白ニキビ．

B．開放面皰

　明瞭に毛孔が開大し，毛包内に貯留した皮脂の酸化物などにより，黒色の貯留物が見られるもの．いわゆる黒ニキビ．

2．紅色丘疹・膿疱（炎症性皮疹）（図2）

　上記の面皰に炎症性変化が加わると，毛孔一致性の紅色丘疹から膿疱が現れる．この状態を総じて，痤瘡の炎症性皮疹と称し，痤瘡患者の受診動機となる代表的な皮疹である．紅色丘疹は，脂腺で産生される遊離脂肪酸やアクネ杆菌構成分子に反応した自然免疫反応による好中球やマクロファージの組織浸潤を伴う炎症反応であり，真皮細胞外マトリックスの変性をきたす．痤瘡瘢痕の膿疱形成時には，好中球の集塊・残渣やアクネ杆菌（*Cutibacterium acnes*）から放出されるリパーゼによって分解された脂質分解産物の混在物が排出される．

　尋常性痤瘡では，紅色丘疹と膿疱を含めた炎症性皮疹の数により重症度が規定される．

① **軽　症**：片顔5個以下の炎症性皮疹
② **中等症**：片顔6個以上20個以下の炎症性皮疹
③ **重　症**：片顔21個以上50個以下の炎症性皮疹
④ **最重症**：片顔51個以上の炎症性皮疹

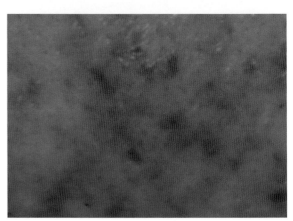

図 3. 炎症後紅斑（頬部）

3．炎症後紅斑（図3）

　炎症性皮疹（紅色丘疹や膿疱）の改善後に認める毛孔を中心とした小紅斑である．炎症が沈静化してくると，治癒機転としての血流の増加が起こる．炎症改善後の局所血流増加に伴う紅斑であり，自然軽快する．

4．炎症後色素沈着（図4）

　炎症性皮疹改善後に認める毛孔を中心とした小色素斑である．痤瘡治療よりも，一般的な色素沈着の改善を試みる治療対象となる皮疹である．

5．萎縮性瘢痕（atrophic scar）（図5）

　痤瘡瘢痕の多くは，皮膚陥凹をきたす「萎縮性瘢痕」である．Jacob らは，皮膚陥凹形態から萎縮性瘢痕を Icepick 型（V 型），Rolling 型（U 型），Boxcar 型（M 型）に分類した[1)2)]．Hayashi らは，臨床的観点から瘢痕直径をもとに直径0.5〜2 mm

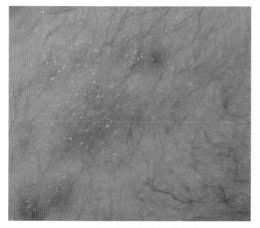

図 4. 炎症後色素沈着（頬部）

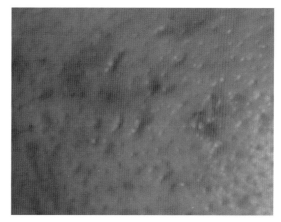

図 5. 萎縮性瘢痕，陥凹性瘢痕（頬部）

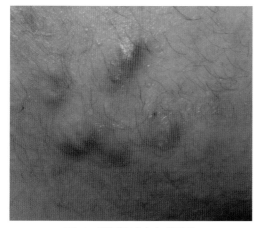

図 6. 肥厚性瘢痕（下顎部）

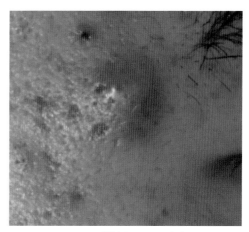

図 7. 嚢腫（こめかみ部）

の萎縮性瘢痕を mini-scar と定義し，240 名の日本人痤瘡患者を調べたところ，218 名（90.8％）に萎縮性瘢痕があり，そのうち 71 名（29.6％）は mini-scar だけを有していたことを報告している[3]．

6．肥厚性瘢痕・ケロイド（図 6）

皮膚の伸展を受けやすい下顎部や胸部の痤瘡後瘢痕では，過剰な線維増生から肥厚性瘢痕・ケロイドを形成することもある．上述の Hayashi らの 240 名の日本人痤瘡患者調査では，34 名（14.2％）が肥厚性瘢痕を合併していた[3]．肥厚性瘢痕・ケロイドは，治療で扁平化しても皮表の変形は残存するので，肥厚性瘢痕・ケロイドを作らないことが痤瘡治療の 1 つの目標である．なお，'acne keloid' という病名は「痤瘡に伴うケロイド」とは全く異なるので，その使用に注意が必要である．

1874 年に Bazin により用いられた 'acne keloid' は，'acne keloidalis'，'folliculitis keloidalis'，'dermatitis papillaris capilliti' とも称され，項部に好発する皮内埋没成熟毛による炎症反応であり，現在では 'acne keloidalis nuchae' と一般的に呼称される[22]~[24]．

7．嚢　腫（図 7）

真皮内で線維性被膜を持った嚢腫を形成し，皮表の隆起性変化を見る．隆起部の皮表に複数の面皰を認める場合には，次の集簇性痤瘡と鑑別を要する．

8．集簇性痤瘡（図 8）

開孔部は複数だが皮下で炎症病変が連続する重複面皰を伴う．一般的に尋常性痤瘡の個疹は 1 つの脂腺性毛包に分布するが，集簇性痤瘡では複数の毛包に亘って炎症が波及し紅色局面を形成す

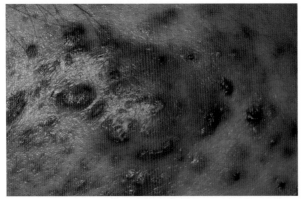

図 8. 集簇性痤瘡
複数の面皰，紅色丘疹，膿疱が1つの局面に混在している．

る．集簇性痤瘡（acne conglobate）は，膿瘍性穿掘性頭部毛包周囲炎（perifolliculitis capitis abscedens et suffodiens，もしくは dissecting cellulitis of the scalp），化膿性汗腺炎（hidradenitis suppurativa）と毛巣洞（pilonidal cyst）ともに '毛包閉塞性疾患4症候 follicular occlusion tetrad' の1症候とされる[4]．これらの毛包閉塞性疾患は，毛包閉塞➡炎症➡瘢痕を皮疹の部位を変えながら次々に繰り返し，病変範囲を拡大していく慢性皮膚炎症性疾患・慢性膿皮症である．

9．瘻孔形成

嚢腫や集簇性痤瘡の皮膚炎症の進展に伴って，炎症性病変が皮下で拡大し皮下瘻孔を形成することがある．慢性膿皮症に類似した皮疹性状となる．

尋常性痤瘡の治療の考え方

日本皮膚科学会ガイドライン2017に則って治療を行う[5)6)]．痤瘡初期病変である面皰の抑制を主体とした治療を継続することが痤瘡治療の基本である．患者が医療機関を受診する時には炎症性皮疹を伴っている場合が多く，炎症性皮疹を抑制する抗菌剤を適宜併用する．耐性菌の誘発を避けるために，抗菌剤の併用は3か月以内にとどめるように配慮する．面皰治療を併用しない抗菌薬のみの治療は決して行わない．痤瘡瘢痕や集簇性痤瘡の治療は，個々の症例での差違が大きいことや個別の希望に合わせた治療が行われるため，エビデンスの高い臨床研究が乏しく，ガイドラインでの高い推奨がなされていない．面皰や炎症性皮疹への早期介入を行いつつ，痤瘡瘢痕の形成を予防することが難治性痤瘡の治療にも通ずる．

1．痤瘡の臨床症状別治療選択

A．面皰の治療

毛包漏斗部の過角化の改善を行い，皮脂腺の分泌を円滑にすることを目的に，アダパレンもしくは過酸化ベンゾイル含有の外用薬を用いる．日本で痤瘡に保険適用のあるアダパレンもしくは過酸化ベンゾイル含有外用薬は，ディフェリン®（アダパレン外用薬），ベピオ®（過酸化ベンゾイル外用薬），デュアック®（過酸化ベンゾイル＋クリンダマイシン配合薬），エピデュオ®（アダパレン＋過酸化ベンゾイル配合薬）があり，これらのいずれかを痤瘡治療の基本外用薬として用いる．肉眼的に確認できない微小面皰の治療のためにも，痤瘡皮疹が分布する範囲全体にアダパレンもしくは過酸化ベンゾイル含有外用薬を使用することが望ましい．

アダパレンもしくは過酸化ベンゾイル含有外用薬使用時の注意点として，刺激症状と接触皮膚炎がある．アダパレンと過酸化ベンゾイルは，角質増生抑制と角質剥離作用をそれぞれ有するため，使用初期の2～4週間程度は刺激症状を感じる患者が多い．刺激症状の緩和のために，塗布範囲を徐々に拡大することや保湿クリームなどの併用を行い，刺激症状の緩和を工夫する．過酸化ベンゾイルは接触皮膚炎を起こすことがあるので，留意する．

B．炎症性皮疹（紅色丘疹，膿疱）の治療

面皰治療薬を基本とした上で，抗炎症作用のある抗生剤内服薬（ビブラマイシン，クラリスロマイシン，ロキシスロマイシンなど）や抗菌外用薬（クリンダマイシン，ナジフロキサシン，オゼノキサシン）を併用する．

抗菌薬使用上の留意点：痤瘡の炎症性皮疹は面皰に後発するので，抗菌薬による抗炎症療法の単独治療や抗菌外用薬と抗生剤内服薬の併用療法は推奨されない．必ず面皰治療を行いつつ，外用抗菌薬もしくは抗生剤内服薬を併用する．また，抗

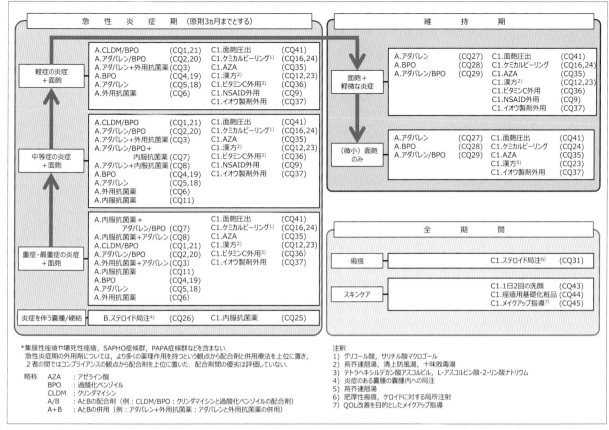

| 急　性　炎　症　期　（原則3ヵ月までとする） | | | 維　持　期 | | |

急　性　炎　症　期　（原則3ヵ月までとする）

軽症の炎症＋面皰

A.CLDM/BPO	(CQ1,21)	C1.面皰圧出	(CQ41)
A.アダパレン/BPO	(CQ2,20)	C1.ケミカルピーリング[1]	(CQ16,24)
A.アダパレン＋外用抗菌薬	(CQ3)	C1.AZA	(CQ35)
A.BPO	(CQ4,19)	C1.漢方[2]	(CQ12,23)
A.アダパレン	(CQ5,18)	C1.ビタミンC外用[3]	(CQ36)
A.外用抗菌薬	(CQ6)	C1.NSAID外用	(CQ9)
		C1.イオウ製剤外用	(CQ37)

中等症の炎症＋面皰

A.CLDM/BPO	(CQ1,21)	C1.面皰圧出	(CQ41)
A.アダパレン/BPO	(CQ2,20)	C1.ケミカルピーリング[1]	(CQ16,24)
A.アダパレン＋外用抗菌薬	(CQ3)	C1.AZA	(CQ35)
A.アダパレン/BPO＋内服抗菌薬	(CQ7)	C1.漢方[2]	(CQ12,23)
A.アダパレン＋内服抗菌薬	(CQ8)	C1.ビタミンC外用[3]	(CQ36)
A.BPO	(CQ4,19)	C1.NSAID外用	(CQ9)
A.アダパレン	(CQ5,18)	C1.イオウ製剤外用	(CQ37)
A.外用抗菌薬	(CQ6)		
A.内服抗菌薬	(CQ11)		

重症・最重症の炎症＋面皰

A.内服抗菌薬＋アダパレン/BPO	(CQ7)	C1.面皰圧出	(CQ41)
A.内服抗菌薬＋アダパレン	(CQ8)	C1.ケミカルピーリング[1]	(CQ16,24)
A.CLDM/BPO	(CQ1,21)	C1.AZA	(CQ35)
A.アダパレン/BPO	(CQ2,20)	C1.漢方[2]	(CQ12,23)
A.外用抗菌薬＋アダパレン	(CQ3)	C1.ビタミンC外用[3]	(CQ36)
A.内服抗菌薬	(CQ11)	C1.イオウ製剤外用	(CQ37)
A.BPO	(CQ4,19)		
A.アダパレン	(CQ5,18)		
A.外用抗菌薬	(CQ6)		

炎症を伴う囊腫/硬結

B.ステロイド局注[4]	(CQ26)	C1.内服抗菌薬	(CQ25)

維　持　期

面皰＋軽微な炎症

A.アダパレン	(CQ27)	C1.面皰圧出	(CQ41)
A.BPO	(CQ28)	C1.ケミカルピーリング	(CQ16,24)
A.アダパレン/BPO	(CQ29)	C1.AZA	(CQ35)
		C1.漢方[2]	(CQ12,23)
		C1.ビタミンC外用	(CQ36)
		C1.NSAID外用	(CQ9)
		C1.イオウ製剤外用	(CQ37)

（微小）面皰のみ

A.アダパレン	(CQ27)	C1.面皰圧出	(CQ41)
A.BPO	(CQ28)	C1.ケミカルピーリング	(CQ24)
A.アダパレン/BPO	(CQ29)	C1.AZA	(CQ35)
		C1.漢方[5]	(CQ23)
		C1.イオウ製剤外用	(CQ37)

全　期　間

瘢痕		C1.ステロイド局注[6]	(CQ31)

スキンケア		C1.1日2回の洗顔	(CQ43)
		C1.痤瘡用基礎化粧品	(CQ44)
		C1.メイクアップ指導[7]	(CQ45)

*集簇性痤瘡や壊死性痤瘡，SAPHO症候群，PAPA症候群などを含まない.
　急性炎症期の外用剤については，より多くの薬理作用を持つという観点から配合剤と併用療法を上位に置き，
　2者の間ではコンプライアンスの観点から配合剤を上位に置いた. 配合剤間の優劣は評価していない.

略称		
AZA	：	アゼライン酸
BPO	：	過酸化ベンゾイル
CLDM	：	クリンダマイシン
A/B	：	AとBの配合剤（例：CLDM/BPO：クリンダマイシンと過酸化ベンゾイルの配合剤）
A+B	：	AとBの併用（例：アダパレン＋外用抗菌薬：アダパレンと外用抗菌薬の併用）

注釈
1) グリコール酸，サリチル酸マクロゴール
2) 荊芥連翹湯，清上防風湯，十味敗毒湯
3) テトラヘキシルデカン酸アスコルビル，L-アスコルビン酸-2-リン酸ナトリウム
4) 炎症のある囊腫の囊腫内への局注
5) 荊芥連翹湯
6) 肥厚性瘢痕，ケロイドに対する局所注射
7) QOL改善を目的としたメイクアップ指導

図 9. 尋常性痤瘡治療アルゴリズム 2017

（文献5より引用）

菌薬の長期連用は多剤耐性菌の誘発要因ともなり得るため，漫然とした長期使用は推奨されない. 3か月を目処として抗菌薬の併用を行い，3か月の抗菌薬併用で炎症性皮疹の改善が見られない場合には，面皰治療外用薬の継続の確認，生活指導の見直しや併存疾患の見直しを行う.

　抗生剤内服の適応と薬の選択：上述の，紅色丘疹・膿疱を主体とする炎症性皮疹の数により皮疹の重症度を評価し，中等症以上（片顔6個以上の炎症性皮疹）の時には，積極的に抗生剤内服治療を検討する. 尋常性痤瘡に対してエビデンスが高い抗生剤として，ドキシサイクリン（ビブラマイシン®），ミノサイクリン（ミノマイシン®など），ロキシスロマイシン（ルリッド®など），ファロペネム（ファロム®）が，日本皮膚科学会ガイドライン2017で推奨度AもしくはBとされている. 抗生剤内服にあたっては，腸内細菌叢の変化に伴う胃腸症状や肝腎機能障害に注意することはもちろん

であるが，薬剤特有の副作用にも留意する. ドキシサイクリンは光線過敏症をきたすことがある. ミノサイクリンは薬剤過敏症候群，光線過敏症，全身性紅斑性狼瘡（SLE）様症状の増悪や間質性肺炎，長期使用による色素沈着を起こすことがある. ロキシスロマイシンはQT延長・心室頻拍をきたすことがある. 筆者はドキシサイクリンを第一選択として用いており，テトラサイクリン系薬剤に認容性が低い患者にはファロペネムかロキシスロマイシンを考慮する.

C. 痤瘡後の瘢痕の予防・治療

　痤瘡後の萎縮性瘢痕と肥厚性瘢痕の形成には，面皰形成とそれに伴う組織学的炎症反応が起因となる[7]. 面皰形成時から炎症時には好中球やマクロファージからマトリックスメタロプロテアーゼ（MMP）が誘導され，毛包・脂腺周囲の細胞外マトリックス（コラーゲン，エラスチンやグリコサミノグリカン）の分解による真皮組織の改変が起

こる[8]．破壊され欠損した真皮組織では，代償作用として線維増生と組織の収縮による欠損組織の充填が起こり，萎縮性瘢痕が形成される．

臨床的観察からは，萎縮性瘢痕は炎症の程度に関わらず面皰から形成されることが報告されている[9]．24 週間の偽薬比較盲検試験で，アダパレン0.3%/過酸化ベンゾイル2.5%配合ゲル（エピデュオ®）が萎縮性瘢痕の予防と減少に有効であると報告されている[10]．よって，瘢痕予防には面皰からの治療介入とその継続が必要である．

痤瘡萎縮性瘢痕の皮表陥凹を軽減する方法として，ケミカルピーリング[11][12]，ヒアルロン酸などのフィラー注入法[13][14]が報告されている．フラクショナルレーザー[15]，マイクロニードル[16]，ダイオードレーザー（半導体レーザー，1450 nm）[17][18]などの皮膚細胞・組織のターンオーバー促進効果のある治療方法も活用される．これらの施術では，組織の再構築の過程で皮表を平滑化し，瘢痕組織や線維化組織が減少することが期待される．

肥厚性瘢痕，ケロイドの治療として，ステロイドテープ剤やステロイド局所注射が有効である．ステロイドは線維芽細胞からのコラーゲン線維産生を抑制する作用がある．小範囲の肥厚性瘢痕では外科的に切除することも可能であるが，ケロイドでは手術的侵襲が病変の拡大につながることがあるので注意する．シリコンシートによる圧迫も有効とされるが，システマティックレビューでの評価は高くないとされている[19][20]．痤瘡による肥厚性瘢痕に限らないが，肥厚性瘢痕に対するパルス色素レーザー，Q スイッチ Nd:YAG レーザー，フラクショナルレーザーなどのレーザー治療のシステマティックレビュー報告がある[21]～[23]．

D．集簇性痤瘡・多発痤瘡に対する治療

集簇性痤瘡や多発・重症・難治性痤瘡の患者では，全身性炎症性疾患としての観点から患者を診察する必要がある．集簇性痤瘡は‘毛包閉塞性疾患 4 症候（follicular occlusion tetrad）’の一部分症状としても知られる．また，多発・重症・難治性痤瘡は慢性膿皮症や自己炎症性疾患の一部分症状

として顕現することがしばしば経験される．慢性膿皮症・化膿性汗腺炎の併存や自己炎症性疾患の合併がある患者では，一般的な痤瘡治療の効果は限定的で，抗 TNF 抗体や抗 IL-1 受容体抗体などの生物学的製剤による治療対象となることもある[4][24]～[28]．よって，集簇性痤瘡や多発・重症・難治性痤瘡の患者の診察にあたっては，全身療法の対象となる症候なのか，皮膚局所の治療を主体とすべき疾患なのかを常に念頭に置きながら，対応する．

参考文献

1) Jacob, C. I., et al.：Acne scarring：a classification system and review of treatment options. J Am Acad Dermatol. 45：109-117, 2001.
2) Fabbrocini, G., et al.：Acne scars：pathogenesis, classification and treatment. Dermatol Res Pract. 2010：893080, 2010.
3) Hayashi, N., et al.：Prevalence of scars and "mini-scars", and their impact on quality of life in Japanese patients with acne. J Dermatol. 42：690-696, 2015.
4) Takahashi, T., et al.：Perifolliculitis capitis abscedens et suffodiens treatment with tumor necrosis factor inhibitors：a case report and review of published cases. J Dermatol. 46：802-807, 2019.
5) 林　伸和ほか：日本皮膚科学会ガイドライン 尋常性痤瘡治療ガイドライン 2017．日皮会誌. 127：1261-1302，2017.
6) Hayashi, N., et al.：Japanese Dermatological Association Guidelines：Guidelines for the treatment of acne vulgaris 2017. J Dermatol. 45：898-935, 2018.
7) Carlavan, I., et al.：Atrophic scar formation in acne patients involves long-acting immune responses with plasma cells and alteration of sebaceous glands. Br J Dermatol. 179(4)：906-917, 2018.
8) Kang, S., et al.：Inflammation and extracellular matrix degradation mediated by activated transcription factors nuclear factor-kappaB and activator protein-1 in inflammatory acne lesions in vivo. Am J Pathol. 166：1691-1699, 2005.
9) Do, T. T., et al.：Computer-assisted alignment and tracking of acne lesions indicate that most

inflammatory lesions arise from comedones and de novo. J Am Acad Dermatol. **58**：603-608, 2008.

10）Dreno, B., et al.：Prevention and reduction of atrophic acne scars with adapalene 0.3%/benzoyl peroxide 2.5% gel in subjects with moderate or severe facial acne：results of a 6-month randomized, vehicle-controlled trial using intra-individual comparison. Am J Clin Dermatol. **19**：275-286, 2018.

11）Kurokawa, I., et al.：Adjuvant alternative treatment with chemical peeling and subsequent iontophoresis for postinflammatory hyperpigmentation, erosion with inflamed red papules and non-inflamed atrophic scars in acne vulgaris. J Dermatol. **44**：401-405, 2017.

12）Kravvas, G., Al-Niaimi, F.：A systematic review of treatments for acne scarring. Part 1：Non-energy-based techniques. Scars Burn Heal. **3**：2059513117695312, 2017.

13）Goodman, G. J., Van Den Broek, A.：The modified tower vertical filler technique for the treatment of post-acne scarring. Australas J Dermatol. **57**：19-23, 2016.

14）Karnik, J., et al.：A double-blind, randomized, multicenter, controlled trial of suspended polymethylmethacrylate microspheres for the correction of atrophic facial acne scars. J Am Acad Dermatol. **71**：77-83, 2014.

15）Bhargava, S., et al.：Acne scarring management：systematic review and evaluation of the evidence. Am J Clin Dermatol. **19**：459-477, 2018.

16）Ramaut, L., et al.：Microneedling：Where do we stand now? A systematic review of the literature. J Plast Reconstr Aesthet Surg. **71**：1-14, 2018.

17）Chua, S. H., et al.：Nonablative 1450-nm diode laser in the treatment of facial atrophic acne scars in type IV to V Asian skin：a prospective clinical study. Dermatol Surg. **30**：1287-1291, 2004.

18）Tanzi, E. L., Alster, T. S.：Comparison of a 1450-nm diode laser and a 1320-nm Nd：YAG laser in the treatment of atrophic facial scars：a prospective clinical and histologic study. Dermatol Surg. **30**：152-157, 2004.

19）Kim, J. S., et al.：The efficacy of a silicone sheet in postoperative scar management. Adv Skin Wound Care. **29**：414-420, 2016.

20）O'Brien, L., Pandit, A.：Silicon gel sheeting for preventing and treating hypertrophic and keloid scars. Cochrane Database Syst Rev. CD003826, 2006.

21）Issler-Fisher, A. C., et al.：Laser modulation of hypertrophic scars：technique and practice. Clin Plast Surg. **44**：757-766, 2017.

22）Forbat, E., et al.：Treatment of keloid scars using light-, laser- and energy-based devices：a contemporary review of the literature. Lasers Med Sci. **32**：2145-2154, 2017.

23）Zuccaro, J., et al.：A systematic review of the effectiveness of laser therapy for hypertrophic burn scars. Clin Plast Surg. **44**：767-779, 2017.

24）Sand, F. L., Thomsen, S. F.：Off-label use of TNF-alpha inhibitors in a dermatological university department：retrospective evaluation of 118 patients. Dermatol Ther. **28**：158-165, 2015.

25）Lim, D. T., et al.：Spondyloarthritis associated with acne conglobata, hidradenitis suppurativa and dissecting cellulitis of the scalp：a review with illustrative cases. Curr Rheumatol Rep. **15**：346, 2013.

26）Garcovich, S., et al.：Long-term treatment of severe SAPHO syndrome with adalimumab：case report and a review of the literature. Am J Clin Dermatol. **13**：55-59, 2012.

27）Braun-Falco, M., et al.：Pyoderma gangrenosum, acne, and suppurative hidradenitis（PASH）—a new autoinflammatory syndrome distinct from PAPA syndrome. J Am Acad Dermatol. **66**：409-415, 2012.

28）Sand, F. L., Thomsen, S. F.：Adalimumab for the treatment of refractory acne conglobata. JAMA Dermatol. **149**：1306-1307, 2013.

PEPARS　No.187：14-18, 2022

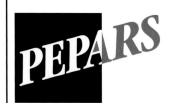

◆特集／皮膚科ラーニング！STEP UP 形成外科診療

腫瘤を形成する炎症性皮膚疾患

小川　浩平*

Key Words：皮膚真菌症(cutaneous fungal disease)，外歯瘻(external dental fistula)，サルコイドーシス(sarcoidosis)，血栓性静脈炎(thrombophlebitis)，結節性筋膜炎(nodular fasciitis)

Abstract　　腫瘤とは，皮膚より盛り上がった充実性・限局性の隆起で，通常は直径 30 mm 以上のものを指す．直径 10〜30 mm 程度の小型の病変は結節と呼ぶ．皮膚に形成される病変は，腫瘍性疾患と炎症性疾患に大きく分けて捉えるとよい．炎症性疾患では腫瘤や結節を形成するものは少ないが，時に炎症細胞が密に集簇し，一見すると腫瘍のような増殖パターンをとる場合がある．腫瘍性疾患の治療は切除療法が原則である．しかし腫瘤を形成する炎症性疾患については，手術療法が有効な場合もあれば，適切ではない場合もある．本稿では手術療法を選択する前に検討を要するような皮膚疾患について，いくつかの実症例を挙げて述べていく．

腫瘤を形成する炎症性疾患の例

1．結節性痒疹[1]

痒疹は皮膚の反応形態の1つで，孤立性にみられる掻痒の強い結節を特徴とする(図1)．虫刺症を契機に発症するもの，糖尿病・慢性腎不全・肝障害などの各種基礎疾患に関連するもの，妊娠性，その他機序不明のものがある．単発の場合は尋常性疣贅やケラトアカントーマなどの腫瘍性疾患も鑑別になり得る．表皮や角層の外方向性の不規則な肥厚と真皮上層の炎症細胞浸潤により，結節状の病変を形成する．ステロイド外用，液体窒素療法，紫外線療法などが治療の選択肢である．

2．深在性皮膚真菌症[2]

深在性皮膚真菌症の多くは，外傷による傷から皮膚へ真菌が侵入することによって生じる(図2)．背景に免疫不全を有する症例では重症化しやすく，血行性に播種することも珍しくない．深在性皮膚真菌症は四肢に好発し，半数以上の症例が結節・丘疹を形成するため皮膚腫瘍と紛らわしい場合がある．膿瘍を伴う場合は感染症を疑いやすい．診断については，まず皮膚真菌症を疑うこと，皮膚生検，培養検査が有用である．スポロトリコーシス，黒色真菌症，皮膚クリプトコッカス症などが代表的な病型である．

3．外歯瘻

外歯瘻とは，歯性感染症により生じた顎骨内の慢性炎症性病変が瘻管を形成し，口腔外の皮膚に開口したものである(図3)[3]．根本的な原因である口腔内および歯の症状に乏しい場合が多く，最初に皮膚科や外科を受診することも多い．皮膚症状は瘻孔と炎症に伴う不良肉芽としてみられやすいが，感染性粉瘤，基底細胞癌や有棘細胞癌などの皮膚悪性腫瘍，皮膚結核，皮膚放線菌症などが鑑別となる[4]．顔面の瘻孔や不良肉芽がみられた場合は本疾患を考慮し，口腔内のエピソードの確認や歯科・口腔外科との早期の連携が大切となる．

＊ Kohei OGAWA, 〒634-8522　橿原市四条町840番地　奈良県立医科大学皮膚科，学内講師

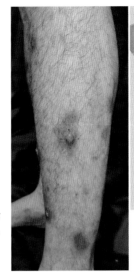
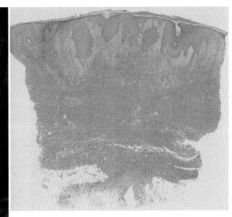

図 1.
a：結節性痒疹の1例．下腿伸側の掻痒を伴う
　結節性病変である．
b：皮膚生検では反応性の不規則な表皮肥厚が
　主体で，真皮上層の炎症細胞浸潤を伴ってい
　る．腫瘍性の所見はみられなかった．

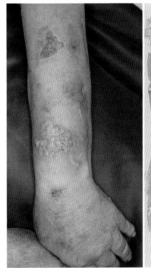
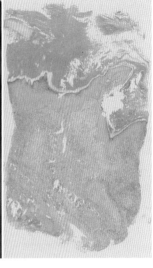

図 2.
a：前腕伸側に発症した深在性皮膚真菌症の1例．皮膚
　筋炎にてプレドニゾロン，免疫抑制剤を内服中であっ
　た．前医で疣贅として液体窒素療法を受けていたが，
　拡大傾向・排膿が見られたため紹介受診した．
b：皮膚生検にて角層と表皮の増殖性変化がみられる
　が，反応性の所見である．真皮内に化膿性肉芽腫性炎
　症があり，Grocott 染色にて真菌成分を証明した．組
　織培養検査では *Scedosporium apiospermum* が検出さ
　れた．約1年間の抗真菌剤内服にて治癒した．

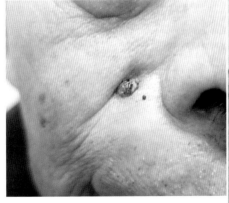
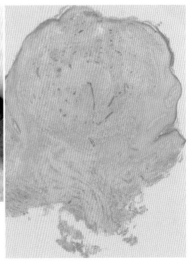

図 3.
a：鼻翼部右側にみられた外歯瘻の1例．約1年前からみられ，時に浸出液，
　出血，排膿を伴っていた．
b：皮膚腫瘍として前医で全切除されたが，皮下まで貫通する肉芽組織で
　あった．術後も上皮化せず炎症反応が残存したため口腔外科に紹介．外歯
　瘻と診断され，抜歯と抗生物質投与で改善した．

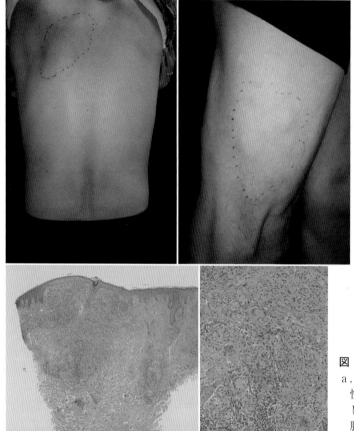

図 4.

a，b：皮下型サルコイドーシスの1例．皮下に弾
　性やや硬のしこりを触れ，腫瘍性病変と紛らわ
　しい．上背部，下肢に皮下腫瘤が多発していた．
　膝蓋には瘢痕浸潤を認めていた．全身検索では
　肺門部リンパ節腫脹と血清 ACE 値の上昇がみ
　られた．
c，d：皮膚生検にて非乾酪壊死性類上皮細胞肉
　芽腫を証明した．

4．皮下型サルコイドーシス

　サルコイドーシスは，組織学的に非乾酪壊死性
類上皮細胞肉芽腫を生じる全身性の肉芽腫性疾患
である．皮膚，リンパ節，肺，眼などの多臓器に
発生し得るが，皮膚症状が診断のきっかけになる
ことは多い．皮膚症状は多彩で，下腿の結節性紅
斑，膝蓋・肘頭の瘢痕浸潤，顔面の結節や局面は
診断的価値が高い[5]．皮下型は皮下結節や腫瘤を
形成し，時に良性・悪性腫瘍との鑑別が必要とな
る（図 4）．

5．表在静脈の血栓性静脈炎[6]

　血栓性静脈炎は，血栓による静脈閉塞や血栓の
遊走による塞栓症状である（図 5）．好発部位は下
腿で，有痛性の索状硬結が触知でき，疼痛や発赤
を伴う．症状を繰り返すと徐々に板状硬結とな

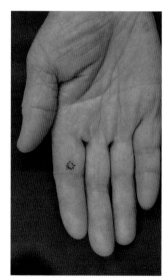

図 5．右示指の圧痛を伴う索状硬結
血栓性静脈炎と臨床診断し，NSAIDs の投与で経
過を観察した．数週間の経過で症状は軽快した．

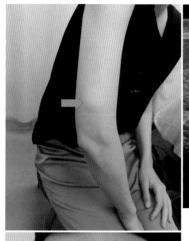

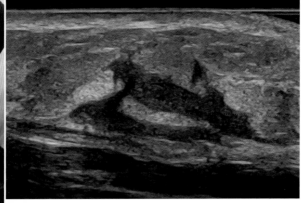

a | b
c

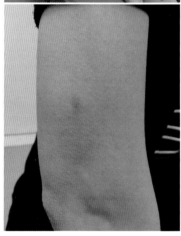

図 6.
部分生検とエコーより結節性筋膜炎と診断し，経過を観察した 1 例
　　a：約 1 週間の経過で急速増大した上腕伸側の皮下腫瘤．初診時は直径
　　　　1.5 cm であった．部分生検では皮下に αSMA 陽性の紡錘形細胞の増
　　　　殖を認めた．
　　b：皮膚エコーでは筋膜に接するように紡錘形〜放射状の境界やや不明
　　　　瞭な低エコー腫瘤を認めた．特徴的な臨床経過，局在，エコーのシル
　　　　エットより結節性筋膜炎と暫定診断し，経過観察を選択した．
　　c：初診時から 8 週間後の臨床像．皮下腫瘤は直径 0.8 cm まで縮小・
　　　　扁平化していた．引き続き経過観察し，12 週間の時点でさらに縮小傾
　　　　向を維持している．

る．掌蹠の小型の病変もしばしば経験される．原因としては，外傷，抗がん剤などによる薬剤性，静脈瘤に伴う炎症，全身疾患に伴うもの，などが挙げられる．限局性の病変であれば，急性病変は消炎鎮痛薬の内服・湿布などで自然軽快が期待できる．索状に触れる典型的な小型の病変であれば，いったんは保存的に経過を見ることを検討したい．皮膚エコーで評価することも方針決定に有用である．慢性で固定化した病変であれば外科的切除が選択肢となる．

6．結節性筋膜炎

　結節性筋膜炎は筋線維芽細胞性の良性腫瘍で，若年成人から中年の上肢に好発する．1〜2 週間で急速増大し，圧痛や自発痛を伴う．臨床的には 2〜3 cm 程度の皮下結節としてみられることが多く，自然消退が期待できる．その特徴的な経過から炎症性疾患なのか新生物なのかの議論がなされていたが，融合遺伝子（*MYH9-USP6*）が検出さ

れ，一過性の経過を示す新生物（transient neoplasia）と捉える考えが有力となっている[7]．臨床経過と画像所見が典型的な症例については，いったん数週間ごとの経過観察を行うことが選択肢となるため，本稿で提示した（図 6）[8]．自然消退しない症例や，臨床所見が非典型的な症例については切除精査を行うことが望ましい[9]．

参考文献

1）標準皮膚科学 第 11 版．岩月　啓監修．235-236，
　　医学書院，2020.
2）佐藤友隆：新・皮膚科セミナリウム 皮膚真菌症
　　深在性皮膚真菌症の多様性．日皮会誌．**131**：
　　1497-1501，2021.
3）太田嘉英：外歯瘻の診断と治療―超音波診断の有
　　用性について―．Skin Surg. **7**：1-7，1998.
　　Summary　口腔外科医の視点から，外歯瘻の早
　　期診断・非侵襲的診断の重要性につきまとめて述
　　べている．

4) 正畠千夏, 平井都始子：似たもの画像, あいまい画像を一刀両断！画像診断道場 実はこうだった 第7回 毛囊炎？基底細胞癌？それとも…. 日本医事新報. **4803**：5-6, 2016.

5) 岡本祐之：【臨床医として皮膚病変をこう診る】サルコイドーシスの皮膚病変. 成人病と生活習慣病. **46**：142-147, 2016.
   Summary サルコイドーシスの皮疹につき簡潔かつ網羅的にまとめてある.

6) 山崎 修：表在性の血栓性静脈炎の病理と対処法（Q & A）. 日本医事新報. **4690**：63-65, 2014.

7) Erickson-Johnson, M. R., et al.：Nodular fasciitis：a novel model of transient neoplasia induced by MYH9-USP6 gene fusion. Lab Invest. **91**：1427-1433, 2011.
   Summary 結節性筋膜炎に特異性の高い融合遺伝子を検出した. *USP6* の癌遺伝子としての機能により腫瘍化が導かれることの強い根拠となっている.

8) 堀口裕治：臨床症状と画像所見から結節性筋膜炎と診断し, 経過を観察した皮下結節の7例 すべて自然消退した. 皮膚の科学. **18**：116-121, 2019.

9) 畠野宏史：【外来で役立つ骨・軟部腫瘍の基礎知識】外来における骨軟部腫瘍の経過観察のポイント. MB Orthop. **33**(7)：51-60, 2020.
   Summary 本稿で扱う結節筋膜炎のみならず, 骨・軟部腫瘍の多彩な疾患につき, 画像所見とともに実践的な対応方法が解説されている.

PEPARS No.187：19-24, 2022

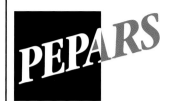

◆特集／皮膚科ラーニング！ STEP UP 形成外科診療

ダーモスコピーの基礎1
色素細胞母斑や悪性黒色腫
（メラノーマ）

皆川　茜*

Key Words：ダーモスコピー（dermoscopy），メラノーマ（malignant melanoma），色素細胞母斑（melanocytic nevus），メラノサイト腫瘍（melanocytic tumor），3 ポイントチェックリスト（3-point checklist）

Abstract　色素細胞母斑や悪性黒色腫（メラノーマ）を含む色素性皮膚腫瘍の鑑別には，ダーモスコープという皮膚拡大鏡を用いたダーモスコピー検査が威力を発揮する．体幹四肢では，色素ネットワークの定型/非定型の判断に加え，小点・小球，均一色素沈着，血管所見，線条，青白色構造に注目する．顔面では偽ネットワークの定型/非定型の判断が重要である．掌蹠では，皮丘平行パターンがメラノーマに特徴的である．3 ポイントチェックリストなど，ダーモスコピー所見を用いた鑑別アルゴリズムを皮膚腫瘍の診療プロセスに活用すると，皮膚がんの見逃しリスクと不要な生検の両方を低減できる可能性がある．

はじめに

　色素細胞（メラノサイト）腫瘍は，良性の色素細胞母斑（いわゆるほくろ）と，悪性の悪性黒色腫（メラノーマ）からなる．メラノサイトがメラニン産生能を有する細胞であるため，両者とも病変内にメラニンを含有し，臨床的には茶色や黒，青色などの色素性病変であることがほとんどである．2 cm を超えるような大型の病変で，形や色が不整であることが肉眼でもはっきりと観察できる場合は，色素細胞母斑とメラノーマの鑑別は比較的容易であるが，小型の病変では鑑別がしばしば困難である．一方で，メラノーマの予後因子のひとつに腫瘍の厚さ（tumor thickness；TT）がある．メラノーマにおいて TT 4 mm 以上は TNM 分類で T4 に該当し，最進行期病変に分類される．よって，メラノーマの予後改善には，小型の早期病変をいかに適切に診断して治療に結びつけるかが重要である．

色素細胞腫瘍とダーモスコピー

　色素細胞腫瘍を含む色素性皮膚腫瘍の診断では，ダーモスコープという皮膚拡大鏡を用いたダーモスコピー検査が威力を発揮する．小型病変など，肉眼のみでは病変内部の色や形が評価困難な場合に，ダーモスコピーは特に有用である．ダーモスコピーが虫眼鏡での観察と大きく異なるのは，偏光フィルターなどのしくみを用いることにより，皮膚表面からの乱反射を低減した上で，病変を10倍程度に拡大できる点にある．これにより，表面から数百 μm の深さの構造物を明瞭可視化できる．2006 年には保険収載もされており，対象疾患は，メラノーマ，基底細胞癌，ボーエン病，色素性母斑，老人性色素斑，脂漏性角化症，エクリン汗孔腫，血管腫などの色素性皮膚病変となっている．ダーモスコピーでのスクリーニングにより，メラノーマの早期病変の見逃しと，色素細胞母斑を含む良性腫瘍に対する不要な生検を可能な限り回避することが両立可能となる．

---

* Akane MINAGAWA, 〒390-8621　松本市旭3-1-1　信州大学皮膚科，助教

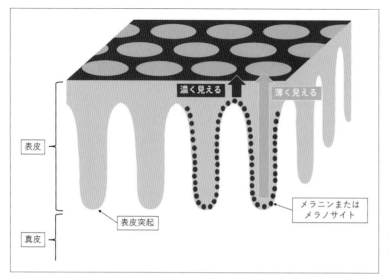

図 1.
色素ネットワークの模式図

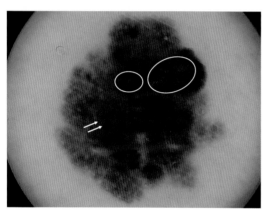

図 2. 体幹四肢のメラノーマ
網ひもの色や太さが不均一な非定型色素ネット
ワークで構成されている. 部分的に小点・小球
(矢印)や青白色構造(○)を認める. 下方の瘢痕
は生検によるものである.

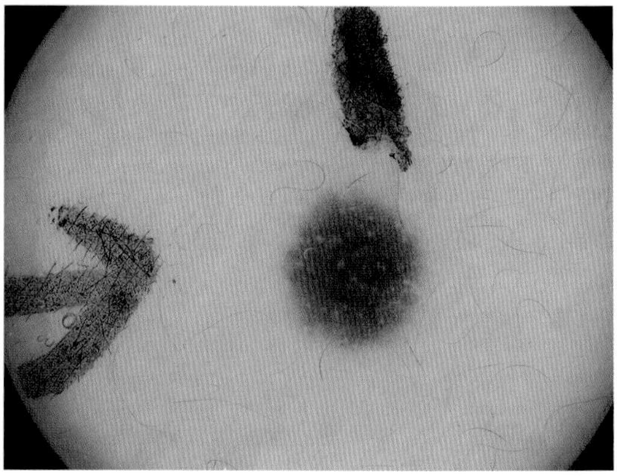

図 3. 体幹四肢の色素細胞母斑
定型的色素ネットワークで構成されている.

色素細胞腫瘍のダーモスコピー所見

　病変の解剖学的部位により, 特徴的なダーモス
コピー所見が異なる. 以下, 各部位ごとに, 診断
に役立つ所見を述べる.

1. 体幹四肢

　表皮には表皮突起という凹凸がある. よって,
表皮突起先端のメラニンまたはメラノサイトは,
それ以外の表皮にあるメラニンまたはメラノサイ
トと比較して, 皮膚表面からの距離が長くなる.
ダーモスコピーでは, 皮膚の浅い層にあるメラニ
ンまたはメラノサイトは黒や茶色で明瞭に認識さ
れる一方, 深い層にある場合は退色して視認され
にくくなる(図1).

A. 色素ネットワーク

　茶や黒の網目状構造である. 網の目は表皮突起
の先端に一致しており, 皮膚表面からの距離が長
いため, ダーモスコピーでは色が抜けて見える.
主に, 表皮におけるメラニンの量と分布を反映す
る所見である. したがって, 色素ネットワークの
色や形が不均一であるのは, 表皮内のメラニンま
たはメラノサイトの分布が不均一であることを示
しており, メラノーマの可能性を示唆する(図2).
これを非定型色素ネットワークと言う. 具体的に
は, 病変の一部分で色素ネットワークの網ひもが
太い, 網目が潰れている, などである. 一方, 病
変の中央から辺縁に向かって, 同一遠心状に色や
形が変化する場合は非定型とはしない(図3).

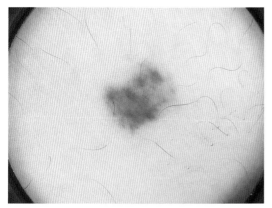

図 4. 手背の青色母斑
青灰色色素沈着だが部分的に濃淡差があり，画像だけでの判断は難しい．年余にわたる長期間の病歴があることも，青色母斑とメラノーマ皮膚転移を鑑別する根拠の 1 つになる．

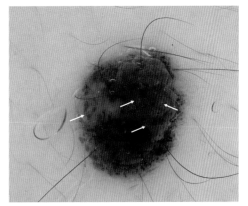

図 5. 真皮型母斑
弯曲した，非常に短い小血管(矢印)が病変内に観察される．

B．小点・小球

茶，黒，青などの点状または球状の構造である．表皮ないし真皮浅層にある，メラニンまたはメラノサイトの塊状の増加を反映する所見である．色素ネットワークと同様，小点・小球の色や形が不均一であることは，表皮内のメラニンまたはメラノサイトの分布が不均一であることを示しており，メラノーマの可能性を示唆する．これを不規則小点・小球と言う．具体的には，小点・小球の大きさがまちまちである，色が多彩である，などである．

C．均一色素沈着

茶，黒，青などの均一無構造領域を指す．主に，真皮におけるびまん性のメラニンまたはメラノサイトの増加に対応する所見である．均一色素沈着を示す代表的疾患は青色母斑である(図4)．一方，メラノーマの既往がある患者に青色母斑様の皮疹が短期間に生じた場合は，皮膚転移の可能性があるため，慎重な対応が求められる．

D．血管所見

点状血管，U 字のヘアピン型血管，枝分かれする樹枝状血管など，様々な血管所見が知られている．色素細胞腫瘍の鑑別において重要なのは，色素細胞母斑では原則的に血管所見を伴わない点である．例外は，Unna 型母斑などの真皮型母斑でのコンマ型血管である(図5)．よって，平坦なホ

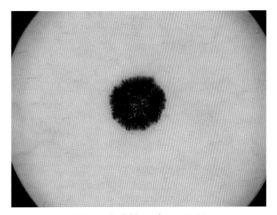

図 6. 色素性スピッツ母斑
病変の辺縁には，棍棒状の黒褐色突起が規則正しく配列する．

クロ様病変の中に血管所見を認めた場合は，メラノーマの可能性を念頭に置いて診療を進めた方がよい．

E．線条

病変辺縁にある，黒や茶色の突起様構造を指す．先がとがった棘状のものから，丸みを帯びた棍棒状のものまである．病変の全周に規則正しく配列する場合はスターバーストパターンと呼び，色素性スピッツ母斑に特徴的な所見である(図6)．ただし，患者が高齢者の場合は，スピッツ母斑に類似したメラノーマの可能性も念頭に置く．

F．青白色構造

形や大きさなどにかかわらず，青や白色を呈する構造物全般に対して用いる用語である．青白色

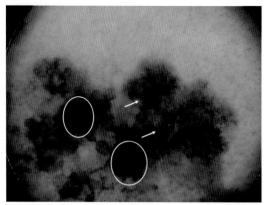

図7. 顔面のメラノーマ
偽ネットワークを構成する網ひもの色に濃淡差があり，部分的に太くなって網の目が潰れている（丸）．また太くなった網ひもが癒合し，菱形構造（矢印）を呈する箇所もある．

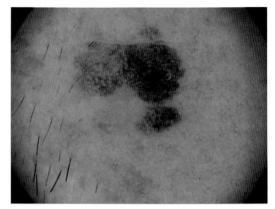

図8. 顔面の日光黒子
色素沈着が毛孔で区画され，偽ネットワークの所見を示している．

ヴェール，青灰色小点，白色瘢痕様領域などの所見を含むが，これらをダーモスコピーのみで厳密に区別することは難しいので，青白色構造としてまとめて取り扱う．青白色構造自体は色素細胞母斑，メラノーマのどちらでも認められ得るが，形や色，分布が不均一な場合にはメラノーマをより疑う所見となる．

2．顔　面

体幹四肢に比べて皮脂腺を含む毛包が発達している一方，表皮は薄く凹凸が少ない．そのため，ダーモスコピーの所見は毛包の影響を大きく受ける．

A．偽ネットワーク

茶や黒の網目状構造である．色素ネットワークの網の目が表皮突起であったのに対し，偽ネットワークの網の目は毛孔である．したがって網の目の大きさは，偽ネットワークの方が大きい．色素ネットワークと同様，表皮におけるメラニンの量と分布を反映しているので，色や形の不均一さは，メラノーマを示唆する所見となる（図7）．ちなみに，顔面メラノーマの主な鑑別疾患は脂漏性角化症の早期病変である日光黒子である．定型的な偽ネットワークは日光黒子の所見である（図8）．

B．菱形構造

偽ネットワーク内の網ひもが部分的に太くなって癒合すると，菱形の文様として認識されること

がある．病変内での不規則なメラニンまたはメラノサイトの増加を示す所見である．

C．非対称性色素性毛孔

偽ネットワークの網の目（＝毛孔）の全周性に，均一に色素が分布することは問題ない．網の目（＝毛孔）のどちらか片側に偏った非対称性の色素沈着は，毛包周囲の不均一なメラニンまたはメラノサイトの分布に対応する所見であり，メラノーマを示唆する．

D．環状粒状構造

青や灰色の細かな点状構造物が，偽ネットワークの網の目（＝毛孔）を取り囲むように分布する所見である．真皮に摘落したメラニン，あるいはこれを貪食したメラノファージに相当する．病変の一部に炎症反応が起きたことを示唆する．日光黒子に炎症が起こった病態を扁平苔癬様角化症といい，環状粒状構造を特徴とする．一方，メラノーマでも regression が生じることがあり，この場合も環状粒状構造が見られる．環状粒状構造のみで両者を鑑別することは容易ではなく，その他のダーモスコピーおよび臨床所見を勘案し，最終的には病理検査が必要になる場合もある．

3．掌　蹠

指紋という直線状の凹凸が皮膚表面を平行に走行しており，ダーモスコピー所見もこの解剖学的特徴の影響を受ける．指紋の凸を皮丘，凹を皮溝

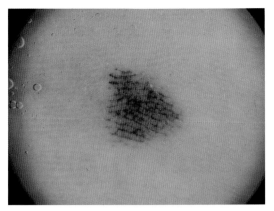

図 9. 足底の色素細胞母斑
皮溝に沿う平行な線状色素沈着（皮溝平行パターン）に, 皮丘を垂直に横切る短い線状色素沈着が加わった, 格子様パターンである.

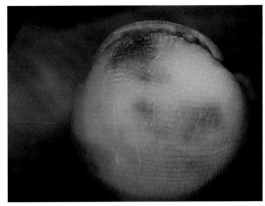

図 10. 指先のメラノーマ
淡い褐色や灰色の帯状色素沈着が皮丘部に優位にみられ, 皮丘平行パターンを示す.

と呼ぶ. 皮丘部には, エクリン汗腺の汗孔が開口している.

A. 皮溝平行パターン

皮溝に沿った, 平行な線状の色素沈着を指す. 掌蹠における色素細胞母斑のプロトタイプパターンである.

B. 格子様パターン

皮溝平行パターンに, 皮丘を垂直に横切る短い色素沈着が加わった所見である（図9）. 土踏まずなど, 比較的荷重の少ない部位に生じた色素細胞母斑で観察される.

C. 細線維状パターン

指紋を斜めに横切る細線維状の色素沈着からなる所見である. 線維の長さや色が均一で, 傾きの方向が平行な場合は規則細線維状パターンと言い, 踵などの荷重部に生じた色素細胞母斑において, 高い頻度で認められる. 一方, 不規則細線維状パターンの場合はメラノーマの可能性もあるため, 慎重に取り扱う.

D. 皮丘平行パターン

皮丘の帯状の色素沈着を指す. 掌蹠の早期メラノーマ病変に特徴的な所見である（図10）. 色は明るい茶色よりは, ややくすんだ灰色がかった色調であることが多い. 病変の一部にでも皮丘平行パターンが見出される場合は, それ以外の領域でA〜Cの良性パターンを認めても, メラノーマの可能性が否定できないことに注意を要する. なお, 皮丘であっても色素沈着が点状の場合は, 皮丘平行パターンには該当しない. 皮丘の点状色素沈着は, 先天性や小児の色素細胞母斑でしばしば観察される.

3ポイントチェックリスト（図11）

ダーモスコピー所見を用いた, 様々な色素細胞腫瘍の鑑別アルゴリズムが提唱されている. 詳細については, 成書等を参照いただきたい[1]〜[5]. ここでは, ダーモスコピー初学者向けに, 最も簡便なアルゴリズムのひとつである3ポイントチェックリストを紹介する[6]. 以下に述べる3つのチェックポイントのうち, 2つ以上が該当する病変については, 病理検査を検討することが推奨されている. 主に生毛部の病変を想定したアルゴリズムであるが, 顔面や掌蹠にも応用可能である.

1. 色または構造の非対称性

まず, 病変内の色や構造物の分布の対称性を調べる. 色や構造物が同一遠心状に変化する場合は対称性ありと判断するが, 左右どちらかに構造物が偏って分布する, 色の濃淡が左右で異なる, などの場合は非対称性である.

2. 非定型色素ネットワーク

次に, 色素ネットワークの評価を行う. 網ひもの色や太さ, 網の目の大きさが病変全体にわたっ

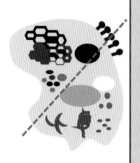

3ポイントチェックリスト

1. 色または構造の非対称性
   Asymmetry
2. 非定型色素ネットワーク
   Atypical pigment network
3. 青白色構造
   Blue whitish structures

2つ以上あてはまったらメラノーマを疑う！

図 11.
3 ポイントチェックリスト
（文献 6 より作図）

て均一な場合は，定型色素ネットワークである．網ひもが部分的に太いまたは色が濃い，網の目が潰れているなどの場合は，非定型色素ネットワークと判断する．色素ネットワークの評価には経験値が欠かせないため，普段から定型的な色素細胞母斑をダーモスコープで観察しておくと，定型色素ネットワークの枠組みが習得できる．なお，顔面では非定型偽ネットワーク，掌蹠では皮丘平行パターンに読み替えて判断するとよい．

3．青白色構造

単独でメラノーマを示唆する所見ではないことに留意する．ただし上述の 1, 2 を伴っている病変ではメラノーマの可能性が高くなる．

おわりに

ダーモスコピー検査は低侵襲で安価に行うことができるため，医師患者双方にとってメリットがある．皮膚腫瘍の診療フローに組み込むと，皮膚がんの見逃しリスクと不要な生検の両方を低減できる．インターネット上にも充実した学習用コンテンツ（https://dz-image.casio.jp/）があるので，積極的に活用していただきたい．

参考文献

1) 田中　勝：ダーモスコピー超簡単ガイド　改訂第 2 版．学研メディカル秀潤社，2020.
2) 斎田俊明ほか：ダーモスコピーのすべて（改訂第 2 版）．南江堂，2021.
3) 外川八英：日常の皮膚診療が変わる　やってみよう！　ダーモスコピー．文光堂，2020.
4) 佐藤俊次：超入門　プライマリ・ケア医のための今日から使えるダーモスコピー．日経 BP, 2018.
5) 大原國章：大原アトラス 1 ダーモスコピー．学研メディカル秀潤社，2014.
6) Soyer, H. P., et al.：Three-point checklist of dermoscopy. A new screening method for early detection of melanoma. Dermatology. **208**(1)：27-31, 2004.

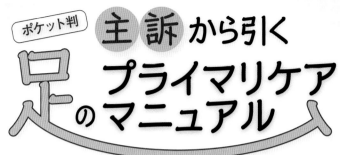
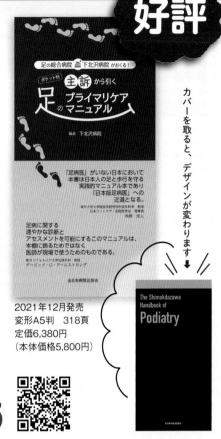
CONTENTS

 全日本病院出版会
www.zenniti.com
〒113-0033 東京都文京区本郷3-16-4　Tel：03-5689-5989
Fax：03-5689-8030

PEPARS No.187：26-32, 2022

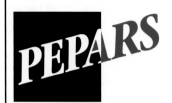

◆特集／皮膚科ラーニング！STEP UP 形成外科診療

ダーモスコピーの基礎2
非色素細胞腫瘍

外川　八英*

Key Words：色素ネットワーク(pigment network)，偽ネットワーク(pseudonetwork)，樹枝状血管(arborizing vessels)，白色円(white circles)，糸球体様血管(glomerular vessels)

Abstract

Ⅰ．非色素性細胞腫瘍の診断の基本としては，
　1．まず色素性細胞（メラノサイト）腫瘍を除外する
　2．基底細胞癌を鑑別する(ヒトに生じる悪性腫瘍中最多)
　3．脂漏性角化症を鑑別する(青年期以降すべてのヒトに生じる)
　4．その他の悪性腫瘍を鑑別する
　　　a)日光角化症，b)ボーエン病，c)ケラトアカントーマ，d)有棘細胞癌
　　を1つの流れとするとよい．
Ⅱ．紛らわしい非メラノサイト腫瘍の診断として，
　1)被角血管腫を除外する
　2)エクリン汗孔腫を除外する
　　ことも覚えておけば損はない．
ダーモスコピーを毛嫌いせず，少しずつでも切除前に病変の観察を繰り返し，切除検体の病理診断と対比させることによって，その診断精度を上げる努力が必要である．

Ⅰ．非色素性細胞腫瘍の診断の基本

1．まず色素性細胞（メラノサイト）腫瘍を除外する

　メラノサイト病変の特徴である躯幹，四肢の生毛部では色素ネットワーク(pigment network)，顔面では偽ネットワーク(pseudonetwork)，掌蹠では皮溝ないし皮丘平行パターン(parallel furrow/ridge pattern)などの所見をもとに，メラノサイト病変であるか否かの鑑別を行う(p.19～24「ダーモスコピーの基礎1　色素細胞母斑や悪性黒色腫（メラノーマ）」参照)．

2．基底細胞癌の鑑別

　基底細胞癌はヒトにおける最多の悪性腫瘍であり，メラノサイト病変に引き続き除外を行う．露光部である頭部・顔面に好発し，その多くは結節型(図1)であるが，躯幹を中心に表在型(図2)も散見される．白人の症例の7割5分は無色素性病変である[1]一方，日本人症例では9割方色素性である点にも注意する．顔面の小型の結節性病変の場合，色素性であれば色素細胞母斑やメラノーマ，無色素性であれば有棘細胞癌との鑑別を要するが，樹枝状血管などに加え，小病変のうちから一部に小さな潰瘍を形成し，微小な出血を繰り返していることも多いため[2]，問診が重要である．

　いずれの病型であっても，Menziesらの診断基準[3]に偏光像で生ずるアーチファクトの光輝性白色領域(shiny white areas)が追加された改訂版診断基準[4]を用いれば，診断は容易なことが多い(表1)．

* Yaei TOGAWA，〒260-8677　千葉市中央区亥鼻1-8-1　千葉大学医学部附属病院皮膚科，講師

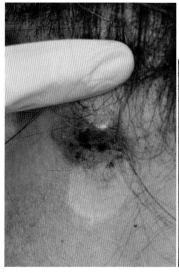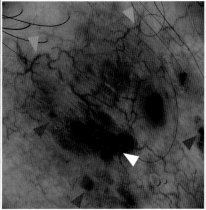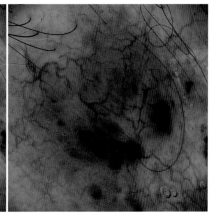

a│b│c

図 1. 項部の結節型基底細胞癌

a：臨床像．蝋様光沢のある灰黒色結節

b：ダーモスコピー像（偏光）．稲妻状の樹枝状血管（arborizing vessels：青矢頭），病変の 1/10 以上の面積を占めるような大型青灰色卵円形胞巣（large blue-gray ovoid nests：白矢頭），それより小型の多発性青灰色小球（multiple blue-gray globules：赤矢頭）がみられる．また偏光像でみられる光輝性白色領域（shiny white areas）も散見される．

c：ダーモスコピー像（非偏光）．偏光像でみられた光輝性白色領域（shiny white areas）は消失するが，内部の構造がよくわかる．

a│b

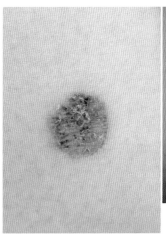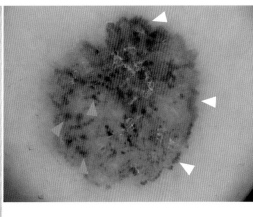

図 2.

背部の表在型基底細胞癌

a：臨床像．内部に多数の点状の青灰色斑を伴い辺縁が褐色に縁取られる淡紅色斑

b：ダーモスコピー像（偏光）．特徴的な葉状領域（leaf-like areas：白矢頭）と車軸状領域（spoke-wheel areas：青矢頭）がみられる．

表 1. 基底細胞癌の診断基準

項　　目	ダーモスコピー所見
1.	潰瘍形成（ulceration）
2.	樹枝状血管（arborizing vessels）
3.	大型青灰色卵円形胞巣（large blue-gray ovoid nests）
4.	多発性青灰色小球（multiple blue-gray globules）
5.	葉状領域（leaf-like areas）
6.	車軸状領域（spoke-wheel areas）
7.	光輝性白色領域（shiny white areas）

色素ネットワーク（pigment network）などのメラノサイト病変を疑う所見を欠き，上記のうち少なくとも 1 項目が該当すれば基底細胞癌を強く疑う．

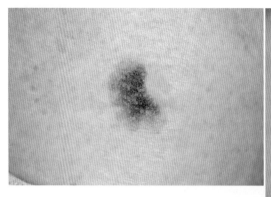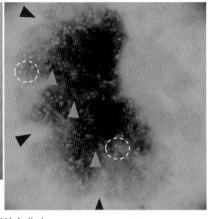

a | b

図 3. 大腿部の脂漏性角化症
　a：臨床像. 境界明瞭な濃褐色でわずかに隆起した局面
　b：ダーモスコピー像(非偏光). 境界明瞭(sharp border)であり，一部に虫食い状辺
　　　縁(moth-eaten border：赤矢頭)を伴う. 内部には非常に数の多い，多発稗粒腫様嚢
　　　腫(multiple milia-like cysts：白破線)や面皰様開孔(comedo-like openings：青矢
　　　頭)がみられる. 病変の3時方向には淡く平坦な領域があり，老人性色素斑に相当する.

3. 脂漏性角化症の鑑別

　成人以降であれば誰もが脂漏性角化症を生じる. 徐々に隆起する褐色〜黒色調の結節を形成し，周囲の健常な皮膚とは境界明瞭(sharp border)であることが最も特徴とされる. 扁平に近い病変では虫食い状辺縁(moth-eaten border)がみられる. 腫瘍表面は触診ではザラザラと触れ(基底細胞癌に多い平滑な表面との違い)，溝と隆起(fissures/ridges)や脳回転状外観(brain-like appearance)を呈することが多い[5].

　また診断の手掛かりとなる多発稗粒腫様嚢腫(multiple milia-like cysts)や面皰様開孔(comedo-like openings)を高頻度に伴い，これらは非偏光像の方が視認しやすい(図3). 炎症を伴う被刺激型では色調が淡い結節としてみられることも多く，しばしば隆起性乳頭状構造(exophytic papillary structures)や白暈を伴うヘアピン状血管(hairpin vessels with white halo)がみられる(図4).

　なお，日光黒子とも呼ばれる老人性色素斑(ないし日光黒子)は，早期の脂漏性角化症と考え得る病態である. 多少の濃淡はあれ，一様な褐色の無構造領域がみられ，境界明瞭な辺縁には通常虫食い状辺縁を伴う. 老人性色素斑や早期の脂漏性角化症において組織学的に表皮真皮境界部にリンパ球浸潤を伴い自然消退現象を起こしつつある病

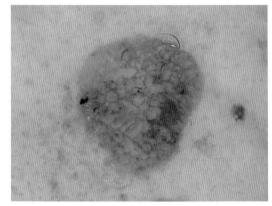

図 4. 脂漏性角化症の別症例(顔面)のダーモスコピー像(非偏光)
境界は明瞭で，内部は一様に淡い褐色の隆起性乳頭状構造(exophytic papillary structures)がみられる.

変を扁平苔癬様角化症と呼ぶ. 表皮直下にメラノファージが多数存在し，青灰色を帯びることからメラノーマや基底細胞癌に類似する場合があるが，毛孔を避けて規則的に青灰色小点(blue-gray dots)が並ぶペパーリング(peppering)と呼ばれる特徴的な所見が診断に有用である[6].

4. その他の悪性腫瘍の鑑別

a) 日光角化症(光線角化症)

　主に顔面に生じることが多く，時に手背にもみられる. 顔面の病変では，紅色の無構造領域に毛孔部の白色円(white circles)ないしはターゲット

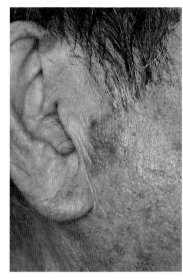
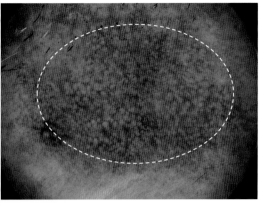

a|b

図 5.
右頬部の日光角化症
　　a：臨床像．一部褐色斑を伴う不整形淡紅色斑
　　b：ダーモスコピー像（偏光）．開大した毛孔（白く，中央に
　　　　黄色の角栓がありターゲット状を示す）周囲に紅色調の
　　　　無構造領域が広がり，苺の表面状の特徴的な苺状パター
　　　　ン（strawberry pattern：白破線）を形成する．

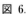a|b

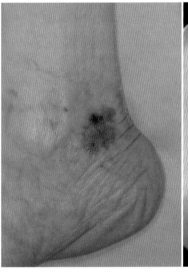
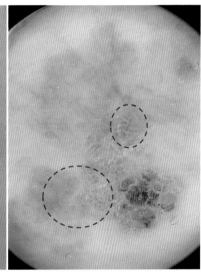

図 6.
下腿のボーエン病
　　a：臨床像．一部辺縁に褐色斑を伴う
　　　　花弁状の角化性紅斑
　　b：ダーモスコピー像（偏光）．表面に
　　　　鱗屑や痂皮の付着を伴う低色素な
　　　　いし淡褐色の無構造領域が広がり，
　　　　辺縁を中心に規則的な配列の糸球
　　　　体様血管（glomerular vessels：赤破
　　　　線）がみられる．

状毛包（targetoid hair follicles）を伴い，苺状パ
ターン（strawberry pattern）と呼ばれる特徴的な
偽ネットワーク構造がみられる（図5）[7]．なお偏光
像では，白色円に対応する構造がしばしばアーチ
ファクトにより白い四葉状を呈するロゼット徴候
（rosette sign）がみられ[8]，診断に有用である．ま
た，しばしば病変の表面には固着するような痂皮
が付着し，時に円錐状の皮角を形成する．
　色素性の日光角化症では褐色の偽ネットワーク
となり，特に黒色調が強い症例では悪性黒子型メ
ラノーマと鑑別を要する場合がある．

b）ボーエン病

　下肢や腹部に多く，典型例は花弁状の角化性紅
斑を呈し，慢性湿疹と間違われることがある．
ダーモスコピーでは表面の鱗屑（surface scales）
を伴い低色素性無構造地帯（hypopigmented
structureless zone），淡褐色無構造領域（light
brown structureless areas）を背景として，特徴的
かつ辺縁に生じやすい規則的な配列の糸球体様血
管（glomerular vessels）がみられる（図6）[9]．
　また，色素性のボーエン病では背景の褐色調が
濃く，糸球体様血管に相当する部位は褐色〜灰色

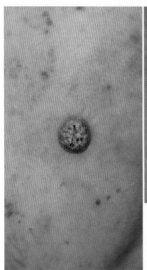
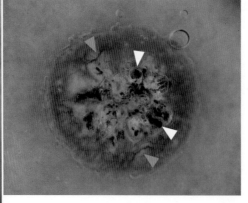

図7.
頬部のケラトアカントーマ
a：臨床像．中心部に角栓を有し噴火口状外観が特徴的なドーム状の小結節
b：ダーモスコピー像（偏光）．中央に小出血斑（blood spots：白矢頭）を伴うケラチン塊（keratin mass）がみられる．周囲の淡紅色無構造領域内には類円形の白色塊（white clods）や辺縁から内部に伸長する多様な不規則線状血管（linear-irregular vessels：青矢頭），ヘアピン血管（hairpin vessels）を伴う．

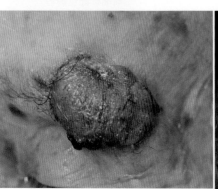
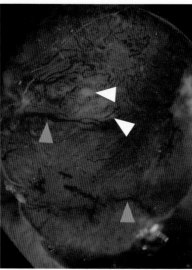

図8.
眼瞼部の有棘細胞癌
a：臨床像．表面にびらんや痂皮を伴う紅色結節
b：ダーモスコピー像（偏光）．紅色調を背景に内部には白色塊（white clods：白矢頭）が散在し，不規則線状血管（linear-irregular vessels：青矢頭）を中心とする多形血管（polymorphous vessels）がみられる．

小点の線状配列（brown or gray dots arranged in a linear fashion）としてみられることがある[10]．

c）ケラトアカントーマ

典型例では顔面に急速に拡大するドーム状の小結節として生じる．中央に角質塊を伴う噴火口状外観を呈するのが特徴である．ダーモスコピーでは結節の中央部にケラチン塊（keratin mass）を伴う白色の無構造領域（white structureless area）がみられ，ケラチン塊の内部にはしばしば小出血斑（blood spots）を伴う（図7）[11]．結節の辺縁には不規則線状血管（linear-irregular vessels）やヘアピン血管（hairpin vessels），時に糸球体様血管（glomerular vessels）がみられる．

通常2〜3か月で退縮傾向となり，その後自然消退する．しかし長期間にわたり増大を続ける病変や消退しない病変は有棘細胞癌の可能性が高い．確定診断には病変を縦断するデザインによる部分生検や全摘にて組織学的な評価を要する．

d）有棘細胞癌

結節自体は白〜紅色の無構造領域を基本とする．多くは腫瘍性の角化を反映して小出血斑（blood spots）を伴ったケラチン塊（keratin mass）を伴う（図8）[11]．さらには散在性の白色塊（white clods）や毛孔部の白色円（white circles）ないし偏光像ではロゼット徴候（rosette sign）[8]がみられることも多い．また，しばしば病変内には不規則線

a|b

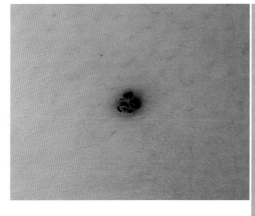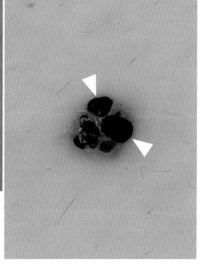

図 9.
大腿部の被角血管腫
  a：臨床像. 分葉状の血痂
    を付すような赤黒色の小
    結節
  b：ダーモスコピー像（偏
    光）. 暗色小湖（dark lacu-
    nae：白矢頭）が散在する
    ラグーン状にみられ，表
    面にわずかに鱗屑ないし
    痂皮を伴う.

a|b

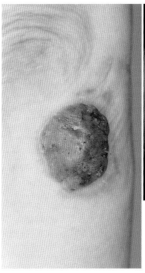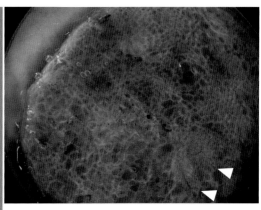

図 10.
前腕部のエクリン汗孔腫
  a：臨床像. 大型で境界明瞭ながら
    表面に凹凸のある黒色結節
  b：ダーモスコピー像（偏光）. 全体
    に筋子状を呈する血管周囲に交錯
    する白色領域（white interlacing
    areas around vessels）がみられ，
    内部の末端に丸みを帯びた分枝状
    血管（branched vessels with
    rounded endings：白矢頭）は一部
    葉状ないし桜花様を示す.

状血管（linear-irregular vessels）や乳頭状構造部に一致したヘアピン血管（hairpin vessels），稀に糸球体様血管（glomerular vessels）などの血管所見がみられる. なお，これらの複数種の血管構造を伴った場合を多形血管（polymorphous vessels）と呼ぶ.

Ⅱ. 紛らわしい非メラノサイト腫瘍の診断

1. 被角血管腫

被角血管腫では病変内の血栓形成を反映し，局所的に青黒い（blue-black）暗色小湖（dark lacu-nae）を伴う場合と，全体的に血栓を形成し漆黒色（jet-black）を呈する場合があり，しばしば白色

ベール（whitish veil）や表面に鱗屑（surface scales）を伴う（図9）[12].

2. エクリン汗孔腫

外観はしばしば毛細血管拡張性肉芽腫や有棘細胞癌，角化を伴う場合は脂漏性角化症に似る. ダーモスコピーでは血管周囲に交錯する白色領域（white interlacing areas around vessels），末端に丸みを帯びた分枝状血管（branched vessels with rounded endings）が特徴的であり[13]，大きさにばらつきのある乳白色の無構造領域を伴う（図10）. 多彩な血管構造は糸球体様血管（glomerular vessels），ヘアピン血管（hairpin vessels）に加え，特徴的な葉状ないしは桜花様血管（cherry-blossom vessels)が見られることがある[14]．色素性のエクリン汗孔腫は時にメラノーマに類似するため，無色素部分の所見を参考に診断を行う．

参考文献

1) Tang, J. Y., et al. : Basal carinoma and basal cell nevus syndorome. Fitzpatrick's Dermatology, 9th ed, Kindle版. Kang, S., et al., ed. 6319-6373, McGraw Hill LLC, 2019.
   Summary 皮膚科のバイブル．Kindle 版は単語で簡単に検索が可能であり重宝する．
2) 朱　樹李ほか：有棘細胞癌との鑑別を要した無色素性基底細胞癌11例の検討．日皮会誌．**131**：517-523，2021．
   Summary 無色素性基底細胞癌との鑑別についての筆者施設からの報告．
3) Menzies, S. W., et al. : Surface microscopy of pigmented basal cell carcinoma. Arch Dermatol. **136** : 1012-1016, 2000.
   Summary ダーモスコピーによる確固たる基底細胞癌の診断基準．
4) Marghoob, A. A., Braun, R. : Proposal for a revised 2-step algorithm for the classification of lesions of the skin using dermoscopy, Arch Dermatol. **146** : 426-428, 2010.
   Summary 現在最も頻用されているダーモスコピーの診断アルゴリズム．
5) Braun, R. P., et al. : Dermoscopy of pigmented seborrheic keratosis : a morphological study. Arch Dermatol. **138** : 1556-1560, 2002.
   Summary ダーモスコピーによる脂漏性角化症の所見を一般的した論文．
6) Liopyris, K., et al. : Clinical and dermoscopic features associated with lichen planus-like keratoses that undergo skin biopsy : a single-center, observational study. Australas J Dermatol. **60** : e119-e126, 2019.
   Summary 粗大な peppering が唯一の扁平苔癬様角化症のダーモスコピーにおける特徴である．
7) Zalaudek, I., et al. : Dermoscopy of facial nonpigmented actinic keratosis. Br J Dermatol. **155** : 951-956, 2006.
   Summary 日光角化症における特徴的な苺状パターン(strawberry pattern)などを報告．
8) Cuellar, F., et al. : New dermoscopic pattern in actinic keratosis and related conditions. Arch Dermatol. **145** : 732, 2009.
   Summary 日光角化症における偏光像の rosette sign を報告．
9) 外川八英：Bowen病．やってみよう！ダーモスコピー．133，文光堂，2019．
   Summary 本文中のボーエン病の特徴的な4つの所見を解説．
10) Cameron, A., et al. : Dermatoscopy of pigmented Bowen's disease. Am Acad Dermatol. **62** : 597-604, 2010.
    Summary 有用な色素性ボーエン病の所見を報告した．
11) Rosendahl, C., et al. : Dermoscopy of squamous cell carcinoma and keratoacanthoma. Arch Dermatol. **148** : 1386-1392, 2012.
    Summary 有棘細胞癌とケラトアカントーマの所見の有用性を論じる．
12) Zaballos, P., et al. : Dermoscopy of solitary angiokeratomas : a morphological study. Arch Dermatol. **143** : 318-325, 2007
    Summary Dark lacunae の感度は93.8%，特異度99.1%と報告．
13) Marchetti, M. A., et al. : Dermoscopic features and patterns of poromas : a multicentre observational case-control study conducted by the International Dermoscopy Society. J Eur Acad Dermatol Venereol. **32** : 1263-1271, 2018
    Summary エクリン汗孔腫の代表的な論文．
14) Espinosa, A. E., et al. : Dermoscopy of non-pigmented eccrine poromas : study of Mexican cases. Dermatol Pract Concept. **3**(1) : 25-28, 2013.
    Summary エクリン汗孔腫の cherry-blossom vessels などの血管構造を報告．

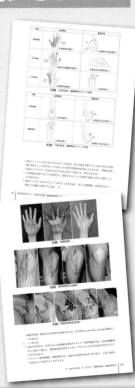

PEPARS No.187：34-38, 2022

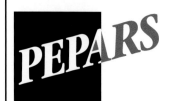

爪病変の診断と治療
—爪甲色素線条・爪甲変形・爪白癬—

田中　勝*

Key Words：爪甲色素線条(longitudinal melanonychia)，爪甲変形(nail deformity)，爪白癬(tinea unguium)

Abstract　　爪甲色素線条の原因には悪性病変と良性病変が含まれる．爪部悪性黒色腫や爪部 Bowen 病などの悪性病変を見逃さないことが重要である．良性の爪甲色素線条には爪部母斑，爪部色素沈着，爪下血腫などがある．爪の色の変化には黒色爪(melanonychia)，黄白色爪(xantholeukonychia)，紅色爪(erythronychia)がある．ダーモスコピーで観察することで色やかたちが明瞭に見えて，鑑別に役立つ．爪の変形がすべて爪白癬ではなく，様々な要因で爪の変形を生じるため，爪白癬の診断には KOH 直接鏡検が極めて重要である．

診断のポイント

　色，かたち，分布の３つが診断のポイントとなる．色の違いにより，黒色爪，黄白色爪，紅色爪の３つに分けて考える．かたちの要素で最も重要なポイントは爪表面が正常か変形を伴うか，である．分布は爪母部または先端部に限局，線状の分布で爪母から先端に及ぶ場合，爪甲全体に変形を伴うもの，などを考える．

類似疾患の鑑別方法

1．黒色線条(melanonychia)の鑑別

　主に考慮する疾患は爪部悪性黒色腫(MM)，爪部色素性 Bowen 病，爪部色素細胞母斑(NCN)，メラノーシスの４疾患と爪下血腫である．これら以外の疾患は稀であるが，爪白癬では時に菌が産生するメラニン色素により黒色線条となることがあるため，念頭に置く必要がある[1]．

　爪下血腫は爪母に限局して生じることが多く，次第に遠位に向かって移動するという特徴がある．爪の成長速度で前方に移動するため，手指では１か月に３mm，足趾では１か月に1.5mm 移動する(図1)．爪下血腫は肉眼的には黒色に見えても，ダーモスコピーで観察することで赤黒色，赤青色を呈するものがほとんどであり，他の４疾患と鑑別しやすく，診断は比較的容易である．

　爪部 MM は早期にはゆっくりとした経過であり，爪の変形もみられず，爪部 NCN やメラノー

＊ Masaru TANAKA, 〒123-8558　東京都足立区江北 4-33-1　東京女子医科大学附属足立医療センター皮膚科，教授

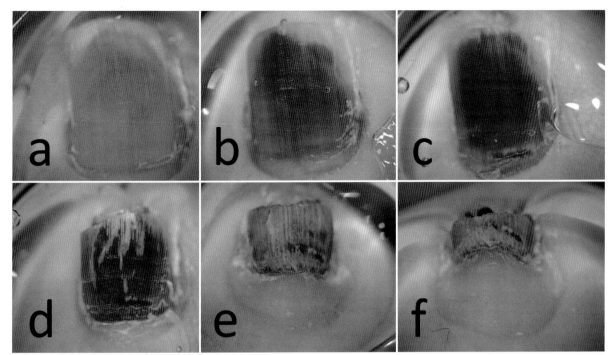

図 1. 足趾爪下血腫の経過
受傷時(a), 受傷 10 日後(b), 受傷 1 か月後(c), 受傷 2 か月後(d), 受傷 3 か月後(e),
受傷 4 か月後(f)のダーモスコピー所見

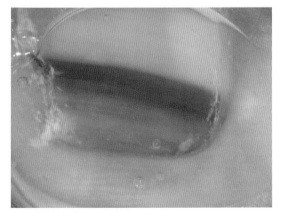

図 2. 30 代女性の足趾悪性黒色腫
ダーモスコピーで不規則細線条・線条帯がみられる.

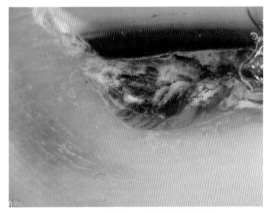

図 3. 60 代男性の環指悪性黒色腫
ダーモスコピーで不規則色素線条, 爪甲変形,
爪囲色素沈着(Hutchinson 徴候)がみられる.

シスとの鑑別に苦慮するが, 経過観察により線条の平行性が失われ, 爪部に太い線条がみられたら強く疑う所見である(図2). さらに進行すると爪の肥厚・変形を伴うようになり, 爪部 Bowen 病との鑑別が難しくなり, 診断には生検(全摘生検)が必要となるが, 爪周囲色素沈着(Hutchinson 徴候)があれば MM を強く疑う(図3).

爪部 NCN では規則的な色素線条(細線条および線条帯)がみられることが多く, 爪甲の変形はほとんどみられないが, メラニン爪は脆弱であるため, 爪遠位部ではひび割れや爪甲剥離程度はよくみられる. 幼小児の爪部 NCN では, かなり太い不規則線条や爪周囲色素沈着もみられ, MM との鑑別に苦慮するが, 爪部全体に及ぶほどの病変でも爪甲の破壊がみられず, 形状が保たれている(図4).

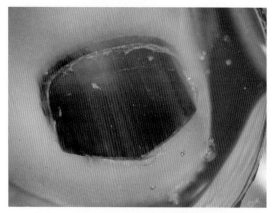

図 4. 9歳男児の足趾爪部色素細胞母斑
ダーモスコピーで規則的色素線条，爪囲色素沈着（偽 Hutchinson 徴候）がみられる．

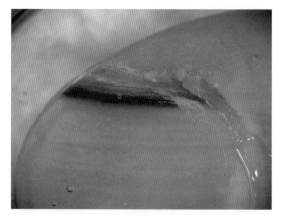

図 5. 爪部色素性 Bowen 病
ダーモスコピーで不規則色素線条を呈し，側爪郭には疣贅状変化がある．

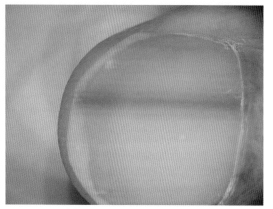

図 6. 爪部メラノーシス
境界不明瞭で淡い灰褐色を呈する，比較的均一な爪甲色素線条を呈する．

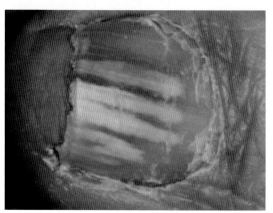

図 7. 遠位側縁爪甲下爪真菌症
遠位部で太く，近位部で細くなる黄白色線条が数条みられる．

　爪部 Bowen 病は色素性となることが多く，爪甲側縁に生じやすい．側爪郭に疣贅状変化がみられることがあり，その部分だけは色素がみられず，爪部に及ぶと色素沈着をきたしやすいようである（図5）．ヒト乳頭腫ウイルス（HPV）に関連して生じると考えられており，既報告例では HPV が証明されているものもある．

　爪部メラノーシスは日本人や黒人には比較的多く，多指趾にみられる傾向がある．不明瞭で灰色がかった色素線条であることが多い（図6）．

2．黄白色線条（leukoxanthonychia）の鑑別

　代表的なものは爪白癬（爪真菌症）である．最も多くみられる病型は遠位側縁爪甲下爪真菌症（DLSO）であり，ダーモスコピーで観察すると多くの場合に爪遠位部に限局した白色線条がよくみ

えるので，診断の一助となるが，確定診断には KOH 直接鏡検が必須である（図7）．鏡検時の注意点としては，なるべく近位の爪床に近いところから検体を採取することである．そのためには白色の爪をくさび形に切って，なるべく奥の方から検体を取ることが望ましい．DLSO の他に，表在性白色爪真菌症（SWO）（図8），近位爪甲下爪真菌症（PSO）（図9），全異栄養性爪真菌症（TDO）（図10）があり，SWO は爪甲全体が白色となり，直接鏡検が容易であるが，PSO は爪を開窓しないと鏡検は難しい．TDO は様々な原因による爪変形との鑑別を考える必要があり，鏡検で陰性の場合には，爪乾癬（図11），爪カンジダ症（図12），爪部 Bowen 病（図13）との鑑別も必要となることから，生検・培養も行われる．

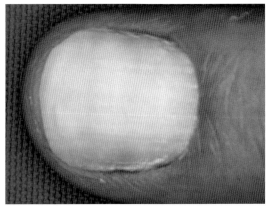

図 8. 表在性白色爪真菌症
爪全体が無反射の白色を呈し，鱗屑を付す．

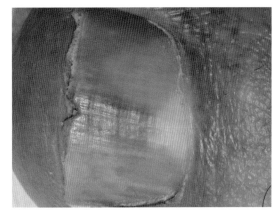

図 9. 近位爪甲下爪真菌症
爪甲近位部(右端)に三角形の白濁がある．

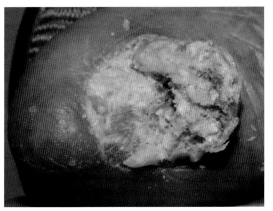

図 10. 全異栄養性爪真菌症
爪甲全体が顕著に変形しており，白濁部は崩れ
やすい．

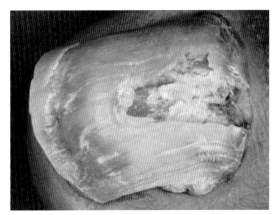

図 11. 爪乾癬
高度の爪変形と爪表面の陥凹がみられる．

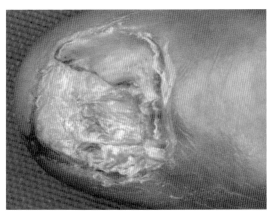

図 12. 爪カンジダ症
高度の爪変形がみられ，爪白癬と異なり爪は硬
く崩れにくい．

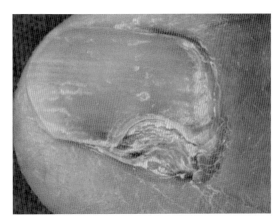

図 13. 爪部 Bowen 病
側爪郭に生じやすく，早期から爪変形を伴う．

やや稀な疾患としては，onychomatricoma[2]，onychocytic matricoma[3]，onychopapilloma[4]，ungual seborrheic keratosis[5]などが報告されているが，これらについては誌面の関係で他書に譲り，詳細を割愛する．

3．紅色線条(erythronychia)の鑑別

紅色線条は比較的稀である．単発と多発に分けられ，単発の場合はonychopapilloma[4]が多く，多発する場合は全身疾患を考慮する必要がある．

やや頻度は低くなるが，爪甲辺縁以外に生じる爪部Bowen病では紅色線条となることがあるため，経過中に増大傾向や爪甲変形がみられる場合には生検が必要となる．爪部無色素性MMの可能性も否定できないため，増大傾向がある場合は注意を要する．またGlomus腫瘍では自発痛，圧痛がみられることが多く，重要な鑑別点である．

多発する場合の鑑別疾患には扁平苔癬，Darier病，アミロイドーシス，などの報告がみられる[6]．

診断と治療

小児の黒色線条では爪部色素細胞母斑を第1に考え，慎重な経過観察あるいは専門医へ紹介する．成人の黒色線条では，不規則線条や拡大傾向など，爪部悪性黒色腫を強く疑う場合は爪甲・爪母全摘生検を考慮するが，爪母と末節骨の解剖学的距離は約1mmしかないため，取り残すことによる再発の可能性，ガイドラインで推奨される3〜5mmのマージンは確保できないことを説明した上で手術を行う必要がある．したがって，真皮浸潤が疑わしい場合はDIPでの切断も考慮する．NCNと思われても，成人発症など，初期のMMの可能性が否定できない場合は6か月毎の経過観察を慎重に行う．

黄白色線条で，真菌直接鏡検で白癬菌が証明されれば内服抗真菌薬で加療するが，証明できなければ，専門医へ紹介または経過観察を行う．変形が強く，白色線条が不明瞭であれば白癬以外の原因を考慮して，生検と培養を行う．生検で診断が確定できればその疾患に対しての適切な治療を行う．

紅色線条では悪性腫瘍が考慮される場合は積極的に生検を行い，Bowen病や無色素性MMを否定することが重要である．

参考文献

1) Noguchi, H., et al.：Tinea nigra showing a parallel ridge pattern on dermoscopy. J Dermatol. **42**：518-520, 2015.

2) Rushing, C. J., et al.：Onychomatricoma：A rare and potentially underreported tumor of the nail matrix. J Foot Ankle Surg. **56**：1095-1098, 2017.

3) Baran, R., et al.：Longitudinal subungual acanthoma：one denomination for various clinical presentations. J Eur Acad Dermatol Venereol. **32**：1608-1613, 2018.

4) Halteh, P., et al.：Onychopapilloma presenting as leukonychia：Case report and review of the literature. Skin Appendage Disord. **2**：89-91, 2017.

5) Bon-Mardion, M., et al.：Ungual seborrheic keratosis. J Eur Acad Dermatol Venereol. **24**：1102-1104, 2010.

6) Cohen, P. R.：Longitudinal erythronychia：individual or multiple linear red bands of the nail plate：a review of clinical features and associated conditions. Am J Clin Dermatol. **12**：217-231, 2011.

PEPARS No.187：39-45, 2022

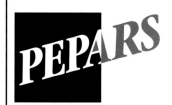

悪性腫瘍の診断と治療
―診断のポイント・日光角化症・脂漏性角化症を含めて―

高井　利浩*

Key Words：日光黒子(solar lentigo)，脂漏性角化症(seborrheic keratosis)，基底細胞癌(basal cell carcinoma)，色素細胞性母斑(melanocytic nevus)，悪性黒色腫(malignant melanoma)

Abstract　　皮膚腫瘍は極めて多種にわたり，そのすべてに習熟することは容易ではないが，日常診療で見る頻度の高いものはある程度限られる．黒色調を呈するものとしては日光黒子，脂漏性角化症，色素細胞性母斑，紅色調を呈するものとしては日光角化症などが，実臨床で遭遇することの多い病変であろう．本稿ではそれらの疾患を取り上げ，臨床所見について解説し，それぞれの重要な鑑別疾患についても言及する．特に，悪性黒色腫をはじめとする皮膚悪性腫瘍を誤診しないために知っておくべきポイントを，実際の臨床写真も用いて紹介する．

はじめに

　皮膚腫瘍とひとくちに言っても，その種類は極めて多く，2018 年の WHO 分類[1]では，実に約 200 種類の疾患名が記載されている．皮膚を構成する組織は，表皮，皮膚付属器などの上皮成分と，真皮，皮下組織などの間葉成分があり，さらにそれら各々が多種の細胞から構成されていて，腫瘍の分化方向もそれらに対応して多様であること，同じ分化方向の腫瘍でも外観，部位や組織構築の違いで異なる病名が付けられやすいこと，などがその理由と言える．

　本稿では，形成外科関連の日常診療で遭遇頻度が比較的高いと思われ，かつ悪性病変との鑑別が重要な皮膚腫瘍を取り上げ，各々について鑑別に有用な臨床所見の特徴，鑑別のポイントについて

述べる．なお，ダーモスコピー所見についてはここでは基本的には言及しないので，別稿を参照されたい．

日光黒子(老人性色素斑)

1．疫学・概念

　極めてありふれた病変で，中年以降の男女の露光部に出現する．日光黒子の一部は後述する脂漏性角化症の初期病変と捉えられている[2]．

2．臨床像

　主に顔面，手背などの露光部に多発する，類円形の境界明瞭な色素斑である(図1)．数mmから，大きいものでは数cmに及ぶ場合(図2)もある．色調は淡褐色調から褐色調で，ひとつの病変内では著明な濃淡を示さないことが多い．時に炎症を生じ，紅斑や鱗屑，掻痒を伴うことがあり(図3)，そのような病変は病理組織像で扁平苔癬に類似した炎症細胞浸潤がみられることから扁平苔癬様角化症と称される．

＊ Toshihiro TAKAI，〒673-8558　明石市北王子町 13-70　兵庫県立がんセンター皮膚科，部長

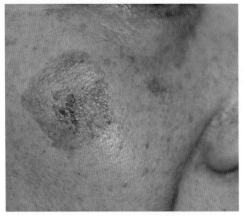

図 1. 日光黒子の臨床像
頬部の色素斑. 色調は淡褐色〜褐色で，黒
褐色など濃い色調はない.

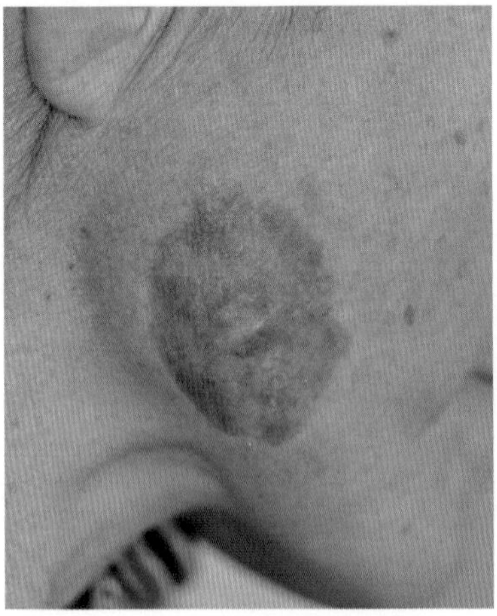

図 2. やや大型の日光黒子
頬部. 内部に，脂漏性角化症と診
断可能な小結節成分が散見される.

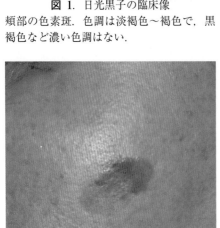

図 3.
扁平苔癬様角化症
日光黒子に炎症を生じたものである. やや粗造な境
界明瞭な扁平隆起性結節で，紅褐色調を呈する.

3. 鑑別を要する疾患と鑑別のポイント

A. 悪性黒子型黒色腫

皮膚悪性黒色腫の中でも，悪性黒子型黒色腫
(図4)が，日光黒子の重要な鑑別対象となる.
2018年のWHO分類では紫外線曝露の程度，様式
による主分類がなされた結果，high-CSD mela-
noma と称されている[3]. 高齢者の露光部，特に顔
面に好発し，斑状病変として拡大する期間が数年
から長い例では数十年に及ぶが，やがて浸潤癌化
する悪性病変である.

日光黒子とは，中高齢者の露光部という発生部
位，隆起のない褐色調の斑状病変という臨床像が
類似するため鑑別が問題となる. 悪性黒子型黒色
腫の早期病変をより疑う所見として，色調が不整
で，特に黒褐色，黒色など濃い色調の部分がある
こと(図5)，辺縁に色調の淡い部分が境界不明瞭
に広がること(図6)，などが挙げられる. 日光黒

子も緩徐に増大を示すことは稀でなく，時に数cm
以上の大きさになることもあるため，経過やサイ
ズでの鑑別は困難である. ただし，病変部位・範
囲は重要な鑑別ポイントであり，日光黒子が唇紅
部や眼瞼の瞼縁付近に及ぶことは稀であるため，
このような部位に進展する場合(図7)は悪性黒子
型黒色腫を疑う必要がある. 誤診してレーザー治
療などを行った場合，悪性黒子型黒色腫でも一時
的に色調が軽減するため正診が遅れ，結果として
より拡大，進行してからの治療となる場合もある
(図8)ため，悪性黒子型黒色腫の初期病変を疑っ
た場合には生検を積極的に検討すべきである.

なお，「顔のシミ」を主訴として受診することの
ある色素斑性病変として肝斑，雀卵斑，遅発性太
田母斑なども挙げられるが，これらは通常，両側
性，多発性にみられるものであり[2]，悪性黒子型
黒色腫との鑑別が問題になることはない.

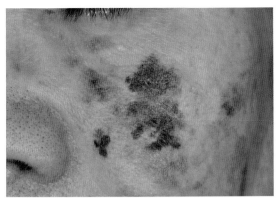

図 4. 悪性黒子型黒色腫
高齢者の顔に好発．広範囲に及ぶ境界不明瞭な色素斑である．

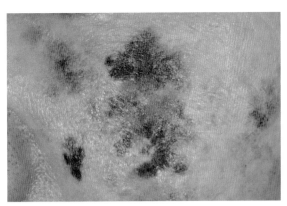

図 5. 濃淡不整が著明で，特に黒色〜黒褐色の濃い色調の成分があることは悪性黒色腫を示唆する．

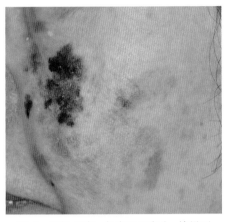

図 6. 辺縁で淡い色素斑が広く，境界不明瞭に広がる．

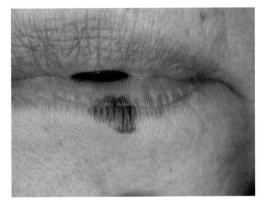

図 7. 下口唇の皮膚〜唇紅部にまたがる分布も悪性黒色腫を示唆する．

図 8.
シミとしてレーザー治療され，瞼結膜に及ぶ広範囲に拡大してから筆者の施設を受診した例

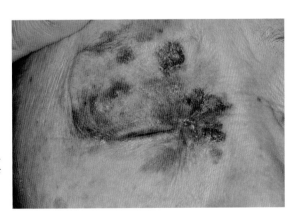

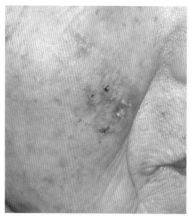

図 9. 日光角化症
頬部の軽度角化を伴う淡紅色〜
紅色局面である.

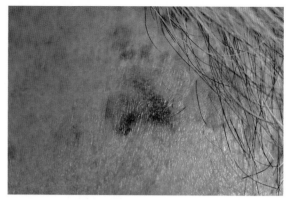

図 10. メラニン色素の沈着が強いものは色素性日
光角化症と称される.

B．日光角化症（光線性角化症，老人性角化症とも）

1）日光角化症

日光角化症は，慢性的な紫外線曝露を背景として生じる皮膚有棘細胞癌の前駆病変あるいは上皮内癌である．高齢者の日光露出部に好発し，角化性落屑や痂皮，時にびらんを伴う紅斑として生じる[4]．角状の角質肥厚（いわゆる皮角）を伴っているものでは腫瘍性病変との認識は容易であるが，紅斑局面である場合（図9）には湿疹皮膚炎や，日光黒子に炎症を生じた扁平苔癬様角化症と類似する．特に扁平苔癬様角化症とは，好発年齢や部位が共通するため，鑑別が困難な場合がある．褐色調の斑状病変が先行し，後から発赤や掻痒を生じたという経過が確認できる場合は，扁平苔癬様角化症をより強く疑う．病変内に日光黒子と判断可能な部分が併存すれば，扁平苔癬様角化症がより強く示唆されるが，高度な慢性日光曝露のある高齢者では日光黒子と日光角化症が併存・重複することも稀ではない（後述）ため，決定的な鑑別点とは言えない.

2）色素性日光角化症

メラニン色素の沈着が強い日光角化症（図10）である．種々の程度に角質肥厚があり，部分的には日光角化症としての紅斑局面の部分があることが日光黒子との鑑別点となる．上述のように，日光黒子に日光角化症がオーバーラップすることはしばしばあり，その結果として色素性日光角化症

が生じると推測される.

脂漏性角化症（老人性疣贅）

1．疫学・概念

中高年者の主に露光部に，加齢により生じる毛包の角化細胞由来の良性腫瘍である．前述のように，日光黒子が隆起して完成することが多い.

2．臨床像

頭顔部，躯幹に好発し，多発しやすい2〜3cm大までの境界明瞭な灰褐色〜黒褐色の隆起性結節で，表面は粗造，顆粒状を呈する（図11）ことが多い[5].

3．鑑別を要する疾患と鑑別のポイント

A．悪性黒色腫

悪性黒色腫でも表面がやや粗造でドーム状隆起し，時に脂漏性角化症に肉眼像が類似することがある．脂漏性角化症は，顔や躯幹上部といった好発部位に多発することが多いため，下肢や躯幹下部などに孤立性に黒色結節がみられた場合には，悪性黒色腫の可能性も考えるべきである．辺縁に表面平滑な黒褐色の斑状成分があること，摩擦など外力の加わりにくい部位なのに潰瘍化があること，なども悪性黒色腫を疑う所見と言える（図12）．ただし視診のみで両者を完全に鑑別することは難しいため，典型的な脂漏性角化症と異なる特徴があれば，皮膚科専門医によるダーモスコピーでの鑑別診断や，生検による病理組織学的診断を検討すべきである．なお，今日では悪性黒色

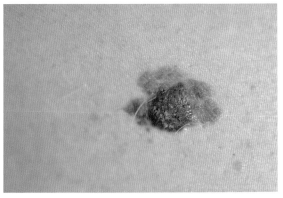

図 11. 脂漏性角化症
境界明瞭で，表面粗造でドーム状隆起する結節．辺縁部の斑は日光黒子に相当する．

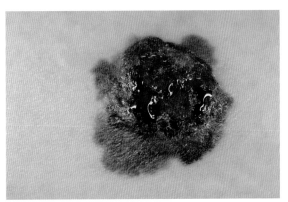

図 12. 悪性黒色腫
潰瘍化があり，表面のテクスチャが脂漏性角化症と異なり粗造さが乏しい．

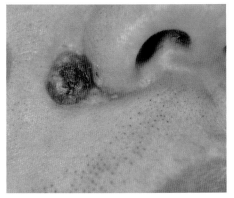

図 13. 基底細胞癌
青灰色の光沢を有する結節で，潰瘍化が高頻度にみられる．周囲に斑状成分はない．

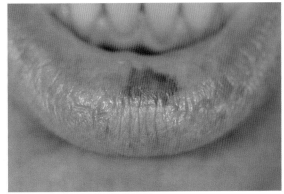

図 14. 口唇色素斑
境界おおむね明瞭，色調も均一な小さな色素斑である．

腫の部分生検は禁忌とはされていない[6]．

B．基底細胞癌

高齢者の顔に好発する，頻度の高い皮膚癌であり，日本人では黒色調を呈すること（色素性基底細胞癌）がほとんどである[7]．脂漏性角化症とは発生年齢，部位が共通するが，青灰色の光沢を有する結節で，比較的早い時期から潰瘍化しやすいといった点が鑑別点となる（図 13）．

口唇色素斑

1．疫学・概念

唇紅部に生じる色素斑で，Peutz-Jeghers 症候群が有名であるが，それ以外にも紫外線治療や薬剤の影響で生じることがある[8]．

2．臨床像

小型，淡褐色または褐色の色調均一な斑で，そのような場合は通常多発であるが，時に背景因子のない単発の場合もある．

3．鑑別を要する疾患と鑑別のポイント

単発の場合（図 14）には悪性黒色腫との鑑別が問題になり得る．色調が濃いこと，サイズが大きく粘膜側や口唇外の皮膚にまで及ぶこと（図 7），などは悪性黒子型黒色腫を疑うべき所見と言える．

中高年者の主に露光部に，加齢により生じる毛包の角化細胞由来の良性腫瘍である．前述のように，日光黒子が隆起して完成することが多い．

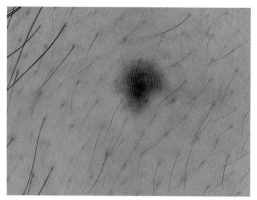

図 15. 色素細胞性母斑
胸部の色素斑. 中央が褐色調, 辺縁が淡褐色調の2色で構成される, 対称性の小型の病変である.

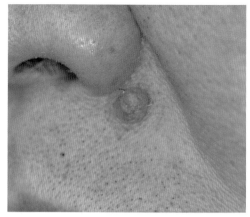

図 16. 顔の色素細胞性母斑は, 加齢とともに色調を減じ隆起する傾向がある.

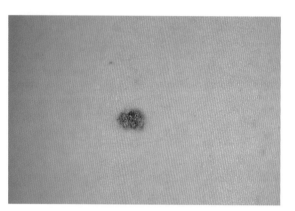

図 17. 上腕部の色素細胞性母斑
隆起はわずかにあるのみである.

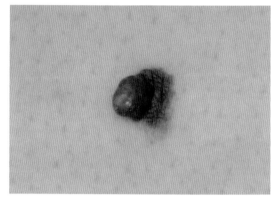

図 18. 大腿部の悪性黒色腫
小型の病変でも, 四肢の色素性病変がこのように隆起する場合は通常の母斑として非定型的なことを認識されたい.

色素細胞性母斑（色素性母斑，母斑細胞母斑）

1. 疫学・概念

未分化なメラノサイト系細胞である母斑細胞の増殖により形成される病変[9]. 以下,「母斑」と略する. ここでは主に後天性母斑について述べる.

2. 臨床像

褐色ないし黒色, 時に常色の色素斑または小結節で, 表面は平滑〜乳頭状, 疣状である. 後天性母斑は1.5 cm 程度までの小型の病変であることが多い(図15). 後天性母斑には経年性変化があることが知られている. 頭顔部や躯幹, 頸部, 腋窩, 鼠径部などでは, 若年時までは黒褐色〜褐色の斑状病変であるが, 中年以降には隆起してドーム状や有茎性となり色調が退色する傾向がある(図

16). 対して, 四肢では加齢後も扁平隆起までにとどまる(図17)のが通常である[10]. よって, 四肢の色素性病変でドーム状や半球状隆起がある場合(図18)は, 比較的小型の病変であっても良性の母斑以外の可能性を考慮すべきである.

3. 鑑別を要する疾患と鑑別のポイント

異型母斑(atypical nevus)という概念があり, 良性の母斑との異同には議論もあるが, 悪性黒色腫との鑑別や悪性化リスクを念頭に置いた扱いが必要とされる[9]. 躯幹や四肢に思春期前後から生じ, 径5 mm 以上の斑状ないしわずかに扁平隆起する黒褐色〜褐色調の病変である(図19). 非対称, 不整形, 境界不明瞭, 色調不均一, 斑状成分と隆起性分の混在(図20), などは異型母斑を示唆する所見であり[10], 全摘出による病理組織学的検

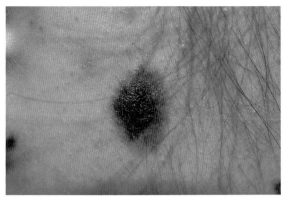

図 19. 異型母斑

頸部の色素斑. やや大型で，軸の置き方によっては
非対称な形状である.

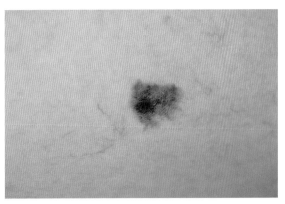

図 20. 大腿部の軽度隆起する結節

これもやや大きく不整形であり，非対称性である.

討か，それをしない場合は皮膚科専門医による評
価が必要である.

　高齢者の顔の隆起性小結節である場合，基底細
胞癌との鑑別が問題となり得る. 前述のように基
底細胞癌は表面に光沢を有し，比較的初期から潰
瘍化すること等が鑑別点となる.

参考文献

1) Bastian, B. C., et al.：WHO Classification of Skin Tumour. WHO Classification of Skin Tumours 4th ed. Elde, D. E., et al., ed. pp10-13, IARC, Lyon, 2018.
2) 清水　宏：色素異常症. あたらしい皮膚科学 第3版. 清水　宏編著. p312, 中山書店, 2018.
3) Bastian, B. C., et al.：Genomic landscape of melanoma. WHO Classification of Skin Tumours 4th ed. Elder, D. E., et al., ed. pp72-75, IARC, Lyon, 2018.
4) Dinulos, J. G. H.：Premalignant and Malignant Nonmelanoma Skin Tumors. Habif's Clinical Dermatology 7th ed. Dinulos, J. G. H., ed. pp819-823, Elsevier, Edinburgh, 2021.
5) Dinulos, J. G. H.：Benign Skin Tumors. Habif's Clinical Dermatology 7th ed. Dinulos, J. G. H., ed. pp787-793, Elsevier, Edinburgh, 2021.
6) 中村泰大ほか：皮膚悪性腫瘍ガイドライン第3版 メラノーマ診療ガイドライン 2019. 日皮会誌. **129**：1759-1843, 2019.
7) 清水　宏：皮膚の悪性腫瘍. あたらしい皮膚科学 第3版. 清水　宏編著. pp444-447, 中山書店, 2018.
8) Busam, K. J.：Melanotic Macules. In：Pathology of Melanocytic Tumors. Busam, K. J., ed. pp5-7, Elsevier, Edinburgh, 2020.
9) 清水　宏：母斑と神経皮膚症候群. あたらしい皮膚科学 第3版. 清水　宏編著. pp376-379, 中山書店, 2018.
10) Dinulos, J. G. H.：Nevi and Malignant Melanaoma. Habif's Clinical Dermatology 7th ed. Dinulos, J. G. H., ed. pp855-868. Elsevier, Edinburgh, 2021.

PEPARS　No.187：46-50，2022

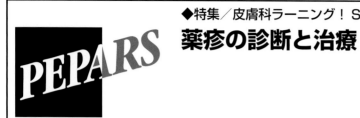

◆特集／皮膚科ラーニング！ STEP UP 形成外科診療

薬疹の診断と治療

長谷川瑛人[*1]　　阿部理一郎[*2]

Key Words：スティーブンス・ジョンソン症候群(Stevens-Johnson syndrome；SJS)，中毒性表皮壊死症(toxic epidermal necrolysis；TEN)，多型紅斑(erythema multiforme；EM)，薬剤性過敏症症候群(drug-induced hypersensitivity syndrome；DIHS)，急性汎発性発疹性膿疱症(acute generalized exanthematous pustulosis；AGEP)，薬疹(drug eruption)

Abstract　　薬疹はあらゆる薬剤の投与によって発症するものであり，どんな臨床医でも薬疹患者に遭遇する可能性がある．

　薬疹には軽症から重症まで，様々な病型があり，そのそれぞれで臨床症状，経過，治療法が異なってくる．播種状紅斑丘疹型薬疹は，体幹四肢に左右対称性に小型の紅斑が出現する，最も頻度の高い病型である．重症薬疹には皮膚の水疱やびらん，粘膜症状が特徴であるスティーブンス・ジョンソン症候群や中毒性表皮壊死症，膿疱が出現することが特徴である急性汎発性発疹性膿疱症，ウイルスの再活性化を特徴とする薬剤性過敏症症候群などがある．

　薬疹の診療には，正確な薬歴や，重症度の評価が重要である．特に重症薬疹では致死的な経過を取ることもあるため，重症を示唆する粘膜疹や発熱，および肝障害，腎障害などの臓器障害が見られる場合は安易に内服ステロイドなどの加療を行わず速やかに皮膚科へコンサルトすることが望まれる．

はじめに

　薬疹はあらゆる薬剤の投与によって発症するものであり，どんな臨床医でも薬疹患者に遭遇する可能性がある．薬疹には軽症から重症まで，様々な病型があり，そのそれぞれで臨床症状，経過，治療法が異なってくる．本稿では，薬疹を疑う患者に遭遇した際の基本的な対応や代表的な薬疹の病型について解説する．

薬疹の基本的な対応

　患者に新規の薬物を投与し，皮疹が出現したらまずは薬疹を考える．薬疹を疑った場合，被疑薬はどの薬剤であるのかを検討する．皮疹出現から

1か月ぐらいの間に，いくつかの薬剤が開始されている場合は，いずれも被疑薬である可能性があるため，それぞれの薬剤の内服開始日を確認する．被疑薬が推定できたら，その薬疹が重症か軽症かどうかを判断する必要がある．

　最も頻度の高い病型である播種状紅斑丘疹型薬疹(maculopapular exanthema；MPE)では，体幹四肢に左右対称性に小型の紅斑が出現する．重症薬疹であるスティーブンス・ジョンソン症候群(Stevens-Johnson syndrome；SJS)や中毒性表皮壊死症(toxic epidermal necrolysis；TEN)では皮膚に水疱やびらんが出現することや，粘膜症状が出現することが特徴である．皮膚症状以外で重症であることを示す症状には発熱や，肝障害，腎障害などの臓器障害などがある．

薬疹の病型

　薬疹には軽症から重症まで，様々な病型がある．特に急性汎発性発疹性膿疱症(acute general-

＊1　Akito HASEGAWA，〒951-8510　新潟市中央区旭町通 1-757　新潟大学大学院医歯学総合研究科分子細胞医学専攻細胞機能講座皮膚科学分野，助教
＊2　Riichiro ABE，同，教授

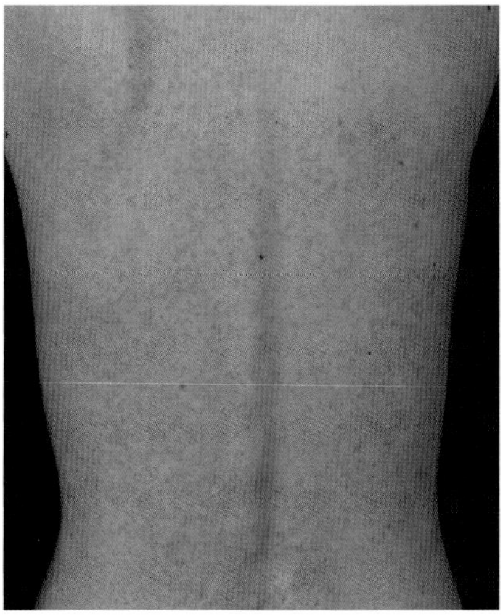

◀図1.
MPE の臨床像

図2. ▶
EM の臨床像

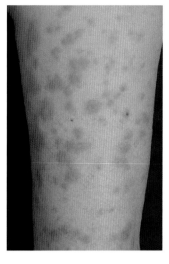

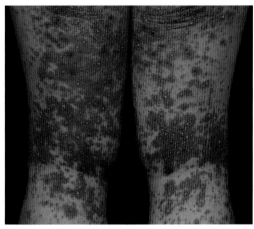

図 3. AGEP の臨床像

ized exanthematous pustulosis；AGEP），薬剤性
過敏症症候群(drug-induced hypersensitivity
syndrome；DIHS)，SJS/TEN は重症の病型であ
る.

1．播種状紅斑丘疹型(MPE)

　全身に細かい紅斑や丘疹が多発するものであ
り，最も頻度が高い病型である．皮疹は主に体幹
から出現し，徐々に四肢へと拡大する(図1)．そ
う痒は伴うこともあれば，伴わないこともある．
MPE は軽症の病型であり，基本的に粘膜疹，発
熱，倦怠感などの全身症状や，臓器障害などは伴
わない．ほとんどの薬剤が原因となり得るが，抗
菌薬や抗てんかん薬，非ステロイド性抗炎症薬な
どが原因薬剤であることが多い．新規薬剤を開始
してから，約1〜2週間後に発症することが多い．
ウイルス感染などで生じる中毒疹との鑑別が必要
になることが多いが時に困難である．治療の原則
は被疑薬の中止である．MPE ではステロイドの
全身投与まで必要になることは少なく，抗アレル
ギー薬内服およびステロイド外用のみで改善する
ことが多い．

2．多形紅斑型(erythema multiforme；EM)

　軽度隆起する浮腫性の紅斑が手背や四肢伸側の
対称性に生じる．当初は紅色丘疹だったものが，
徐々に拡大して，標的様皮疹(target lesion)を呈
することが特徴である(図2)．MPE から EM に移
行する場合もある．また，EM は重症薬疹である
SJS/TEN へ移行し得るので留意が必要である．

薬剤以外にもヘルペスウイルスやマイコプラズマ
などの感染症が原因となることもある．EM は病
変が皮膚にのみ限局する EM minor と，発熱など
の全身症状や粘膜疹を伴う EM major に大別され
る．EM minor はステロイド外用のみで治療する
ことが多いが，EM major では中用量から高用量
のステロイド全身投与が必要になる．

3．急性汎発性発疹性膿疱症(AGEP)

　重症薬疹の病型の1つで，急速に発熱とともに，
全身に膿疱を伴う紅斑が出現する(図3)．膿疱は
非毛孔一致性で，無菌性であることが特徴であ
る．皮疹は間擦部に強い傾向がある．高い発熱が
みられ，血液検査では好中球優位の白血球の増加
や CRP の上昇を認める．原因となる薬剤の投与開
始後数日で出現する．原因薬剤にはペニシリン系
やマクロライド系などの抗菌薬が多い．重症例で

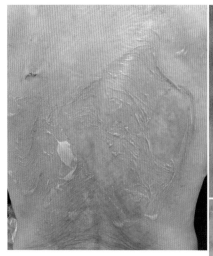

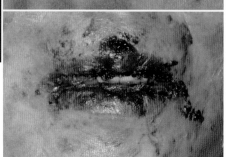

a | b
---
c

図 4.
TEN の臨床像
  a：背部の広範囲に水疱, びらんを呈している.
  b：Flat atypical target
  c：口唇全周性の血痂

はステロイドの全身投与が必要になるが, 一般的に治療への反応性は良好であり, 症状は速やかに消退することが多い.

4. スティーブンス・ジョンソン症候群(SJS)／中毒性表皮壊死症(TEN)

発熱, 広範囲の紅斑・びらん・水疱, 粘膜疹を伴う重篤な病型である. EM と同様, 薬剤のほか, マイコプラズマやヘルペスウイルスなどの感染症が原因となる[1]. SJS/TEN は重症度の異なる, 同一スペクトラムの疾患と考えられている. 本邦における診断基準では, 水疱・びらんなどの表皮剝離面積が体表の 10% 未満であれば SJS, 10% 以上であれば TEN と診断される[2]. これらは稀な疾患ではあるが, その死亡率は非常に高い(SJS：4.8%, TEN：14.8%)[3]. また, SJS/TEN は治癒後にも視力低下や失明などの後遺症を残すことがあるため[1], 早期に診断し適切な治療を行うことが必要とされる.

SJS/TEN の原因が薬剤である場合は, 内服開始から 1～2 週間以内に発症することが多い. 疼痛を伴う紅斑, 水疱, びらんが出現し, 急速に全身に拡大する(図 4-a). 紅斑は隆起せず, 中央が暗

紅色の flat atypical targets を示す(図 4-b). 皮疹部は軽く触れただけでも容易にびらんを形成する, ニコルスキー現象がみられる. 全身症状としては発熱, 全身倦怠感などがみられる. SJS/TEN 患者のほぼ全例で, 皮膚粘膜移行部(眼, 口唇, 外陰部など)に重篤な粘膜病変がみられる(図 4-c). 特に眼には結膜充血, 偽膜形成, 眼表面上皮のびらんなどが認められ, 治癒後に失明などの重篤な後遺症を残すことがある.

頻度の高い SJS/TEN の原因薬剤には, 抗菌薬, アロプリノール, 解熱鎮痛薬, 抗てんかん薬などがある[4].

SJS/TEN は多くの場合, 薬剤が原因であるため, 新規に開始された薬剤などあれば速やかに中止する. 薬物治療としては, 早期の副腎皮質ステロイド薬の全身投与が第一選択である. プレドニゾロン換算で中等症では 0.5～1 mg/kg/日, 重症では 1～2 mg/kg/日で開始する. 効果が乏しい場合は, ステロイドパルス療法やヒト免疫グロブリン製剤大量静注(IVIg)療法や血漿交換療法などの併用を考慮する. ステロイドパルス療法は, 重症例や急激に進行する症例, 皮疹が軽度でも眼合

表 1. DIHS の診断基準

主要所見
1. 限られた医薬品投与後に遅発性に生じ，急速に拡大する紅斑．しばしば紅皮症に移行する
2. 原因医薬品中止後も 2 週間以上遷延する
3. 38℃以上の発熱
4. 肝機能障害
5. 血液学的異常：a, b, c のうち 1 つ以上
　　a. 白血球増多(11,000/mm³以上)
　　b. 異型リンパ球の出現(5%以上)
　　c. 好酸球増多(1,500/mm³以上)
6. リンパ節腫脹
7. HHV-6 の再活性化

典型 DIHS：1～7 全て
非典型 DIHS：1～5 全て，ただし 4 に関しては，その他の重篤な臓器障害をもって代えることができる．

併所見の重症例などに施行する．ステロイド療法や IVIg 療法で症状の進行が食い止められない例や，重症感染症などステロイド薬の使用や増量が困難な場合に施行する．残存する原因薬剤や炎症性サイトカインを除去することが効果の要因である．週 2～3 回，連日または隔日で施行する．カテーテル刺入部の感染には注意する必要がある．

5．薬剤性過敏症症候群(DIHS)

特定の薬剤を長期に内服することにより発症し，ウイルス再活性化を特徴とする重症薬疹である．DIHS は複雑な経過となることが多く，様々な症状や検査値の異常を示す．原因薬剤投与開始から 3 週間から 3 か月後に皮疹，発熱，リンパ節腫脹，肝機能障害などが出現する[5]．表 1 に DIHS の診断基準を示す．原因薬剤にはラモトリギンやカルバマゼピンなどの抗けいれん薬や，ダプソン，アロプリノール，NSAIDs，ミノサイクリンなどがある．

DIHS でみられる皮膚症状は多彩であり，皮疹のみで DIHS を否定することは難しい．しかし，紅斑の中に紫斑が混じることや，眼囲のみ抜ける顔面の浮腫を伴う紅斑，顔面の脂漏性皮膚炎様の紅斑などは DIHS に特徴的な皮膚症状である(図5)．

検査所見では，肝機能障害がみられる他，急性期に thymus and activation-regulated chemokine(TARC)が上昇することや，IgG 値が低下することが特徴である．

DIHS では薬剤中止後も症状が遷延し，ゆっくり

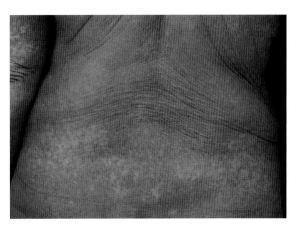

図 5. DIHS の臨床像

りと軽快するが，2～3 週間後に肝機能の増悪と皮疹の再燃がみられることがある．これは HHV-6 の再活性化によるものと考えられている．DIHS の経過中には HHV-6 や HHV-7，サイトメガロウイルスの再活性化がみられる．特にサイトメガロウイルスの再活性化は，肺炎や消化管出血など致死的な合併症をきたし得るため注意する必要がある．後期の合併症として自己免疫性疾患をきたすことが報告されている[6]．全身性エリテマトーデス，自己免疫性甲状腺疾患，2 型糖尿病などをきたし得るため，長期のフォローアップが必要になる．

DIHS の治療には未だ確立したものはないが，ステロイドの全身投与が第一選択になる．プレドニゾロン換算で 1 mg/kg/日程度で開始する．症状改善後は，再燃やウイルス再活性化を避けるために，8 週間以上かけてゆっくり減量する[5]．ステロイドパルス療法や IVIg は急性期の症状の改善

には有効であるが，長期的にウイルスの再活性化
や自己免疫性疾患の発症リスクを高めると考えら
れており，DIHSの治療には推奨されない．

最後に

薬疹は日常診療で頻繁に遭遇する疾患である．
薬疹の診療には，正確な薬歴や，重症度の評価が
重要である．特に重症薬疹では致死的な経過を取
ることもあるため，重症を示唆する粘膜疹や発
熱，および肝障害，腎障害などの臓器障害が見ら
れる場合は安易に内服ステロイドなどの加療を行
わず速やかに皮膚科へコンサルトすることが望ま
れる．

参考文献

1) Hasegawa, A., Abe, R. : Recent advances in managing and understanding Stevens-Johnson syndrome and toxic epidermal necrolysis. F1000Res. 9 : F1000 Faculty Rev-612, 2020.
　Summary　SJS/TEN についての総説．病態や治療法について解説している．
2) 塩原哲夫ほか：重症多形滲出性紅斑スティーヴンス・ジョンソン症候群・中毒性表皮壊死症診療ガイドライン．日皮会誌．**126**：1637-1685，2016.
　Summary　2016 年に公表された SJS/TEN のガイドライン．臨床的な特徴や治療法について詳細に記載されている．
3) Hsu, D. Y., et al. : Morbidity and mortality of Stevens-Johnson syndrome and toxic epidermal necrolysis in United States adults. J Invest Dermatol. **136**：1387-1397, 2016.
4) Mockenhaupt, M., et al. : Stevens-Johnson syndrome and toxic epidermal necrolysis : assessment of medication risks with emphasis on recently marketed drugs. The EuroSCAR-study. J Invest Dermatol. **128**：35-44, 2008.
5) Shiohara, T., Mizukawa, Y. : Drug-induced hypersensitivity syndrome(DiHS)/drug reaction with eosinophilia and systemic symptoms(DRESS) : An update in 2019. Allergol Int. **68**：301-308, 2019.
　Summary　DIHS の病態や臨床について，最新の知見をまとめた総説．
6) Kano, Y., et al. : Sequelae in 145 patients with drug-induced hypersensitivity syndrome/drug reaction with eosinophilia and systemic symptoms : survey conducted by the Asian Research Committee on Severe Cutaneous Adverse Reactions(ASCAR). J Dermatol. **42**：276-282, 2015.
　Summary　DIHS の後期合併症について解析した論文．2 型糖尿病や甲状腺疾患などの自己免疫性疾患の発症が多いことを明らかにした．

PEPARS　No.187：51-59，2022

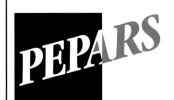

◆特集／皮膚科ラーニング！STEP UP 形成外科診療

尋常性乾癬の最新の治療

遠藤　幸紀*

Key Words：乾癬(psoriasis)，生物学的製剤(biologics)，乾癬マーチ(psoriatic march)，アプレミラスト(apremilast)，ホスホジエステラーゼ4(PDF4)

Abstract　　ここ10年ほどの乾癬治療を振り返ると，生物学的製剤とアプレミラストを抜きに語ることはできないだろう．2010年に乾癬治療に対して国内承認された生物学的製剤が，それまでの既存治療ではとても太刀打ちできなかった難治性皮疹や関節炎症状を次々と劇的に改善させたことは圧巻であった．現在も新たな製剤が登場し，治療選択肢はさらに拡大している．アプレミラストはシクロスポリン以来，25年ぶりに登場した内服治療薬である．エトレチナートやシクロスポリンのような副作用もなく，比較的安全に使用できるためクリニックでの治療例も非常に多い．アプレミラストは，外用剤の効果が乏しい場合の"全身療法の入口"という立ち位置で導入される場合もあれば，それでも難治の場合は生物学的製剤の導入を考慮すべきという"生物学的製剤への橋渡し"のような役割も果たしている．

生物学的製剤

　乾癬治療に対し，生物学的製剤が国内承認されたのは2010年1月．早いものでもう12年が経過している．外用療法，紫外線療法，エトレチナートやシクロスポリンの内服療法などの既存治療に強い抵抗性を示していた難治性皮疹や関節炎症状を劇的に改善させたことは記憶に新しい．本稿では，現在までの乾癬治療に使用可能な生物学的製剤の10剤（表1）を，TNF-α阻害薬，IL-17阻害薬(IL-17受容体阻害薬含む)，IL-23阻害薬の3つに分類し，おのおのの特徴について述べる．

1．TNF-α阻害薬

　TNF-α阻害薬は，乾癬領域で使用される前にリウマチや炎症性腸疾患などですでに先行使用されており，その効果の高さには目を見張るものが

あった．乾癬にも効果があることが示されたのは，乾癬を合併していたクローン病の患者に対し，TNF-α阻害薬（インフリキシマブ）を投与したところ，皮疹が劇的に改善したという報告であった[1]．偶然から生まれた治療とも言えるが，その後の臨床試験でも確かな効果が確認され現在に至っていることを考えるとその意義は非常に大きい．形質細胞様樹状細胞から産生されたIFN-αの刺激によって活性化された真皮の樹状細胞は，TNF-α，IL-12，IL-23，IL-20，iNOSなどを産生する．IL-12はTh1へ，IL-23はTh17への分化，増殖に作用する．TNF-αは樹状細胞に対してオートクラインに働き，自己活性化によってさらにこれらのサイトカインを産生して病態を進行させる（図1）．治療が効果を上げていることで，TNF-αが乾癬の病態に深く関わるサイトカインであることは理解できるが，TNF-αは様々な細胞から産生されていることから，乾癬の疾患特異的サイトカインとは言い難い．TNF-αを抑制することで，IFN-αとのサイトカインバランスが崩

＊　Koki ENDO，〒277-8567　柏市柏下163番地1　東京慈恵会医科大学附属柏病院皮膚科，診療部長

表 1. 国内で乾癬治療に使用可能な生物学的製剤

	アダリムマブ	インフリキシマブ	セルトリズマブ ペゴル	セクキヌマブ	イキセキズマブ
標的	TNF-α	TNF-α	TNF-α	IL-17A	IL-17A
IgG タイプ	IgG1 モノクローナル抗体	IgG1 モノクローナル抗体	IgG1 ペグ化モノクローナル抗体	IgG1 モノクローナル抗体	IgG4 モノクローナル抗体
抗体の種類	完全ヒト型	キメラ型	ヒト化	完全ヒト型	ヒト化
投与方法	皮下注射	静脈注射	皮下注射	皮下注射	皮下注射
投与内容	初回 80 mg, 以後 40 mg を 2 週間隔投与	0, 2, 6 週, 以後 8 週間隔. 投与量は 5 mg/kg 換算	2 週間隔. 投与量は 400 mg	0, 1, 2, 3, 4 週, 以後 4 週間隔, 投与量は 300 mg	初回 160 mg, 投与 12 週までは 80 mg を 2 週間隔, それ以後 80 mg を 4 週間隔投与
増量/期間短縮 (効果不十分例, 効果減弱例に対し)	可 (40 mg→80 mg)	14 週以降で, 8 週間隔なら 10 mg/kg まで増量可, また 14 週以降で, 6 mg/kg なら 4 週間隔まで期間短縮可	不可	不可	12 週時での判断を要する. 必要であれば, 以後も 2 週間隔での投与可 (12 週時のみの判断による条件つき)
減量/期間延長 (症状安定例, 軽体重例に対し)	不可		症状安定後, 2 週間隔で 200 mg の減量投与可, または 4 週間隔で 400 mg の期間延長投与可	体重 60 kg の場合, 150 mg に減量可能	不可
在宅自己注射	可	不可	可	可	可
適応症 (乾癬のみ)	尋常性乾癬 乾癬性関節炎 膿疱性乾癬	尋常性乾癬 乾癬性関節炎 膿疱性乾癬 乾癬性紅皮症	尋常性乾癬 乾癬性関節炎 膿疱性乾癬 乾癬性紅皮症	尋常性乾癬 乾癬性関節炎 膿疱性乾癬	尋常性乾癬 乾癬性関節炎 膿疱性乾癬 乾癬性紅皮症

	ブロダルマブ	ウステキヌマブ	グセルクマブ	リサンキズマブ	チルドラキズマブ
標的	IL-17 受容体 A	IL-12/23p40	IL-23p19	IL-23p19	IL-23p19
IgG タイプ	IgG2 モノクローナル抗体	IgG1 モノクローナル抗体	IgG1 モノクローナル抗体	IgG1 モノクローナル抗体	IgG1 モノクローナル抗体
抗体の種類	完全ヒト型	完全ヒト型	完全ヒト型	ヒト化	ヒト化
投与方法	皮下注射	皮下注射	皮下注射	皮下注射	皮下注射
投与内容	0, 1, 2 週, 以後 2 週間隔, 投与量は 210 mg	0, 4 週, 以後 12 週間隔. 投与量は 45 mg	0, 4 週, 以後 8 週間隔. 投与量は 100 mg	0, 4 週, 以後 12 週間隔. 投与量は 150 mg	0, 4 週, 以後 12 週間隔. 投与量は 100 mg
増量/期間短縮 (効果不十分例, 効果減弱例に対し)	不可	可 (45 mg→90 mg)	不可	不可	不可
減量/期間延長 (症状安定例, 軽体重例に対し)	不可	不可	不可	患者の状況により, 75 mg に減量可	不可
在宅自己注射	可	不可	不可	不可	不可
適応症 (乾癬のみ)	尋常性乾癬 乾癬性関節炎 膿疱性乾癬 乾癬性紅皮症	尋常性乾癬 乾癬性関節炎	尋常性乾癬 乾癬性関節炎 膿疱性乾癬 乾癬性紅皮症	尋常性乾癬 乾癬性関節炎 膿疱性乾癬 乾癬性紅皮症	尋常性乾癬

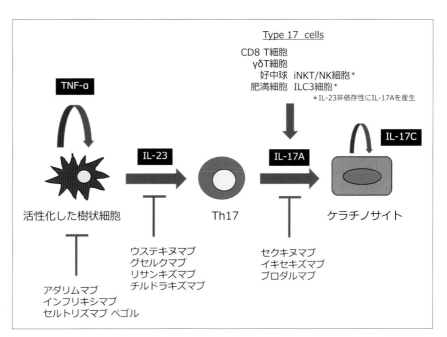

図 1.
乾癬の病態
（文献 7 より引用改変）

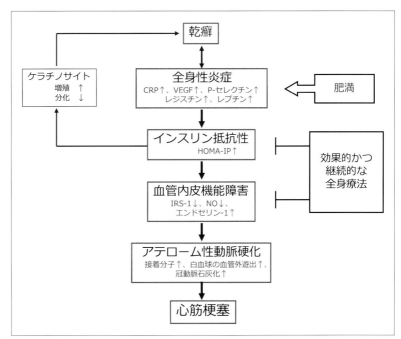

図 2.
乾癬マーチ
（文献 5 より引用改変）

れることにより掌蹠膿疱症様皮疹が出現する逆説
的副反応[2]（paradoxical reaction）が見られたり，
ループス様症状[3]，さらには結核再活性化や
ニューモシスチス肺炎，de novo 肝炎などが起こ
る可能性もある．また TNF-α 阻害薬投与中には，
特に誘因なく KL-6 の上昇が見られることも少な
くない．
　また乾癬は，現在は単なる皮膚のみの疾患では
なく，全身性炎症性疾患と捉えられている．肥満，
糖尿病，高血圧などメタボリック症候群を伴うこ
とも多く[4]，治療を怠ると動脈硬化，ついには心
筋梗塞に至ってしまうケースもある．この一連の
仮説は"psoriatic march（乾癬マーチ）"として提
唱されており[5]，心血管イベントなどに進行する
以前に適切かつ効果的な治療が施されるべきと指
摘されている（図 2）．

2．IL-17 阻害薬(IL-17 受容体阻害薬含む)

Th17 は IL-17A，IL-17F，IL-22，IL-21 などのサイトカインを産生するサブセットであり，特に真菌を中心とする感染症の免疫に重要で，好中球を主とする炎症反応に関わっている[6]．IL-17ファミリーには，IL-17A〜IL-17F までの 6 種類があるが，IL-17A はその中でも IL-17F との相同性が最も高い．乾癬の病変部では IL-17A，IL-17C，IL-17F の発現が亢進している．IL-17A と IL-17F は，IL-17A/A，IL-17A/F のようなホモダイマー，または IL-17A/F のようなヘテロダイマーの状態で存在し，ケラチノサイトに働いて増殖亢進を促すとともに，抗菌ペプチドやサイトカイン，ケモカインを産生する．IL-17A を産生する細胞は，Th17 ばかりではなく，"Type 17 cells"という総称で呼ばれている[7]．CD8T 細胞，$\gamma\delta$T 細胞，好中球，肥満細胞に加え，IL-23 非依存性に IL-17A を産生する invariant natural killer T 細胞(iNKT/NK 細胞)や innate lymphoid cells 3 (ILC3)も含まれる(図 1)．

セクキヌマブとイキセキズマブはこれらの細胞が産生する IL-17A(IL-17A/A と IL-17A/F)を抑える製剤である．IL-17A は単独での作用は弱く，IL-22 や TNF-α が IL-17A の作用を増強させることが知られているが，そう考えると TNF-α 阻害薬は TNF-α を抑えることで，樹状細胞の自己活性を抑えるだけではなく，IL-17A の作用の増幅をしなくなることで病態の進行を抑制していることが推測される．

ブロダルマブはケラチノサイトに発現されている IL-17 受容体 A(IL-17RA)に対する抗体製剤である．IL-17RA は IL-17 受容体のサブユニットであり，IL-17A，IL-17C，IL-17E，IL-17F に結合することから，ブロダルマブはセクキヌマブやイキセキズマブに比べるとよりブロードに IL-17 伝達系を抑制する．IL-17 受容体には，IL-17RA，IL-17RB，IL-17RC，IL-17RD，IL-17RE の 5 種類があり，全て IL-17RA とヘテロダイマーを形成する．このうち乾癬の病態に重要なのは，ケラチノサイトに発現する IL-17RC/IL-17RA と IL-17RE/IL-17RA で，IL-17RC/IL-17RA には IL-17A と IL-17F が，IL-17RE/IL-17RA には IL-17C が結合する．IL-17C は，IL-17A と TNF-α によってケラチノサイトから産生が促進され，オートクラインに IL-17RE/IL-17RA に作用する[8]．

IL-17 阻害薬の 3 剤はいずれも効果発現が非常に早く，治療効果も高い．中でもケラチノサイトに発現している IL-17RA を直接抑制するブロダルマブの効果発現の早さは群を抜いている．これは IL-17A だけではなく，IL-17C も抑制していることがその理由として考えられている．ブロダルマブ投与 2 週の時点で皮疹部の IL-17C の発現の低下が見られ，その後に IL-17A，IL-17F，IL-22 の低下が見られている報告[9]もあり，これが他の IL-17A 阻害薬よりも効果発現が早い理由ではないかと推測されている．

安全性としては，いずれの製剤も好中球減少症，クローン病の増悪やその発症，皮膚粘膜カンジダ症には注意するよう指示されているが，重篤な副作用の頻度に関しては少ないとされている．

3．IL-23 阻害薬

もともと乾癬は Th1 が強く関わっていると考えられていたため，ウステキヌマブは Th1 の増殖，維持に重要な働きをする IL-12 を抑制するために開発された．IL-12 は p35 と p40 のサブユニットからなるヘテロダイマーである．ウステキヌマブは IL-12p40 を抑制する目的で開発されたが，IL-23 も p19 と p40 のサブユニットからなるヘテロダイマーであるため，ウステキヌマブは IL-12 と IL-23 の両者を抑制することがわかった．また乾癬の病変部では，p19 と p40 の発現が上昇しているのに対し，p35 の発現が上昇していない[10]ことから，乾癬の病態に直接関連しているのは，むしろ Th17 の分化，増殖に関わる IL-23 の方であることが示唆された．当初の構想とは異なる結果ではあったとはいえ，これがのちの IL-23 のみを抑制する，いわゆる IL-23p19 阻害薬の開発に繋がることとなった．

表 2. 生物学的製剤の導入対象患者

1	尋常性乾癬および乾癬性関節炎(以下のいずれかを満たす患者) 　①紫外線療法を含む既存の全身療法で十分な効果が得られず，皮疹が体表面積(Body Surface Area；BSA)の 10%以上に及ぶ患者 　②既存治療抵抗性の難治性皮疹または関節症状を有し，QOL が高度に障害されている患者
2	膿疱性乾癬(汎発型) 　膿疱性乾癬(汎発型)診療ガイドライン(2014 年版)[15]に従って治療する
3	乾癬性紅皮症 　既存治療への反応性，合併症，全身状態などを考慮したうえで判断する

```
＊　1 の具体例
　ⅰ)シクロスポリンやエトレチナート，メソトレキサート，アプレミラストなどの内服療法，PUVA や
　　　ナローバンド UVB などの紫外線療法を実際に使用しても満足のいく治療効果が得られない患者
　ⅱ)それらの副作用が実際に発現しており，十分な用量の内服または照射ができない患者
　ⅲ)それらの使用は有用であるが，減量や中止により容易に再燃を繰り返すため減量中止が困難で，長
　　　期にわたる蓄積性副作用が強く懸念される患者
　ⅳ)それらの使用禁忌となるような合併症などの存在により，治療が困難な患者
```

活性化された樹状細胞より産生された IL-23 は，Th17 への分化および増殖に作用し，IL-17A の産生を促すだけではなく，制御性 T 細胞 (Treg)の活性を阻害し，その制御機能を失わせる．制御機能を失った Treg は Foxp3 を発現していながらも，あたかも Th17 かのように IL-17A を産生するようになり，結果的に IL-17A 産生細胞として IL-17A 産生を増幅させる．抗 IL-23 抗体は，IL-23 の作用である Th17 の分化，増殖を抑制するとともに，失った Treg の制御機能を回復させる働きもある[11]．Treg は，以前は様々な環境下でも安定した分化状態を維持すると考えられていたが，最近はこのように Th17 や Th1，Th2 への移行も観察され，いわゆる"可塑性"を有する細胞ということがわかってきた．同様に Th17 も可塑性を有し，Th1 や Th2 などへのサブセット間の移行があることが知られている．Th17 は IL-12 の存在下で刺激すると Th17/Th1 の両者を持ちあわせる細胞にシフトし Th1 サイトカインを産生するようになり，さらには Th1 にシフトする[12]．これは，IL-12 が活性化 T 細胞からの IL-17 の産生を容量依存性に妨げていたという報告[13]にも関連づけられる内容かと思われる．ゆえに IL-12 は抑制しない方がよいのかもしれない．

4．生物学的製剤の導入基準

日本皮膚科学会の「乾癬における生物学的製剤の使用ガイダンス(2019 年版)」[14]によって，成人 (16 歳以上)の乾癬患者(全身療法を考慮すべき患者に限る)とされ，表2のように定められており，治療要因や疾患要因，背景要因を十分に勘案した上で，全身療法を必要とし，なおかつ生物学的製剤の治療が最適であると判断した患者が対象となるとされる．皮疹ももちろん重要であるが，進行性の関節破壊をきたす乾癬性関節炎においては，日常生活に支障が現れる以前に関節破壊を抑制することが望ましく，治療にあたってはまず早期介入が必要な関節炎の有無を評価することが重要である．現在は，承認当時に比べると患者 QOL を重視する傾向になってきており，必ずしも表2を満たしていなくても，生物学的製剤の導入を考慮するケースもみられている．

5．導入〜維持療法について

表1のように，生物学的製剤はそれぞれ投与方法(点滴静注，皮下注射)も異なれば，投与間隔(2 週〜12 週間隔)も異なる．さらに導入時に3週連続，5週連続で投与する変則的な製剤もあれば，効果不十分もしくは効果減弱のために投与量の増量が可能な製剤もある．また投与間隔が短い製剤の場合，通院での治療ではなく在宅自己注射が認められている製剤もある．我々は，これらの製剤のおのおのの特徴を十分に熟知した上で使用しなければならない．

導入例を2例提示する(図3，図4)．いずれも導入早期に十分な効果を得られた症例であるが，こ

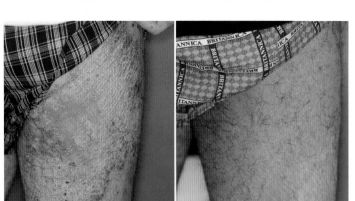

a | b

図 3.
IL-17 受容体阻害薬（ブロダルマブ）にて
治療した症例
わずか投与 1 週で皮疹は色素沈着を残し
全て消退．b は投与 4 週時のものである
が，すでに色素沈着もわかりにくい状態
となっていた．
　a：導入前
　b：投与 4 週

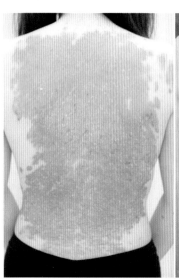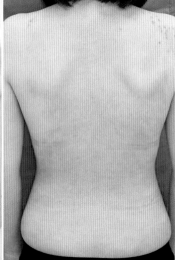

a | b

図 4.
IL-23 阻害薬（リサンキズマブ）にて治療
した症例
投与 8 週で両肩部の皮疹を残し皮疹は消
退．投与 12 週で PASI クリア達成した．
　a：導入前
　b：投与 8 週

れらのように全ての症例が必ずしも同様の効果を
享受できるわけではない．効果不十分例，効果減
弱例などの場合，また感染症などを含めた有害事
象の出現時には，他の製剤へのスイッチも考慮す
べきであり，当然その見極めも重要となることは
言うまでもない．

アプレミラスト

　アプレミラストは，乾癬患者の表皮細胞や免疫
細胞で過剰に発現しているホスホジエステラーゼ
4（PDE4）を選択的に阻害することで効果を発揮
する薬剤として 2017 年に登場した．PDE4 の阻害
により，細胞内の cAMP 濃度が上昇，その結果，

TNF-α，IL-17，IL-23，IFN-γ などの炎症性サ
イトカインの産生が抑制され，IL-10 などの抗炎
症性サイトカインの産生が促進される．乾癬患者
に生じている"過剰な炎症反応"が抑制，調節され
ることが皮疹改善の理由と考えられるとともに，
cAMP 濃度上昇による制御性 T 細胞への影響につ
いても高い注目を集めており，非常に興味深い薬
剤である．

1．アプレミラストの導入基準

　アプレミラストを選択する明確な基準はない
が，一般的には，外用治療（紫外線療法の併用も含
む）で皮疹の改善が乏しい，もしくは十分な患者
満足度を得られていない場合に導入を考慮される

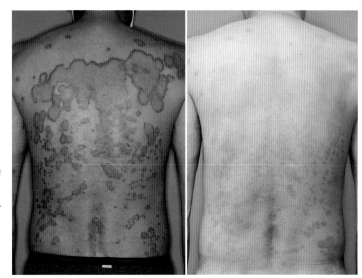

図 5.
アプレミラストにて治療した症例（速効型）
投与 8 週で背部に多数みられていた大小の紅斑は淡い色素沈着となった．
　a：導入時
　b：投与 8 週

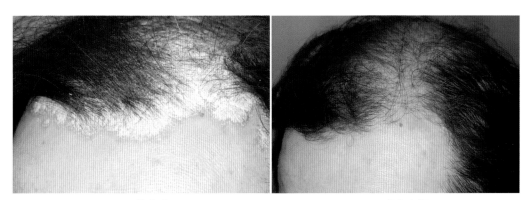

a．導入時　　　　　　　　　　　b．投与 8 週

図 6. アプレミラストにて治療した症例（速効型）
投与 8 週で頭部にみられていた非常に厚い鱗屑が付着する紅斑は全て消退した．

ことが多い．また，外用療法の効果が不十分ではあるものの，まだ生物学的製剤を導入するほどではないと判断され，"全身療法の入口"，"生物学的製剤への橋渡し" としてアプレミラストを導入される場合もある．そして最終的に生物学的製剤に至らずとも皮疹が改善したケースも決して少なくない．

2．アプレミラストの内服方法

アプレミラストは導入時から通常量で開始すると，下痢，頭痛，悪心などの副作用が出やすくなるため，スターターパックという 2 週間分の導入用のキットが用意されている．内服 1 日目は 10 mg，2 日目は 20 mg というように毎日 10 mg ずつ漸増し，6 日目の 60 mg まで増量したら，それを維持量として継続することが一般的である．ただし重度の腎機能障害患者であれば，内服を 1 日

1 回にするなど減量も考慮の上，慎重に投与すべきとされている．内服のタイミングについては食前，食後を問わないことも特徴と言えよう．

3．治療効果の発現タイプ

筆者はアプレミラストの皮疹に対する治療効果は，承認当初は 3 タイプとしていたが，現在は大きく 4 タイプに分かれることを提唱している[16]．

① **速効型**：内服開始わずか数週で皮疹が著明に改善するタイプ（図 5，図 6）
② **緩徐型**：ゆっくりと階段を昇るかのように皮疹が改善していくタイプ[17]
③ **無効型**：残念ながら全くと言っていいほど効果がみられないタイプ

これらに加え興味深いのが，

④ **遅効型**：効果の発現が極めて遅いタイプである．

筆者は内服開始して半年ほど全く変化のなかった皮疹が突然改善し始め，その半年後にはPASI 90を達成した例を経験した．しかし現実的に考えても，効果が全くみられない薬剤を半年以上も内服すること自体が極めて稀なことであり，最初の数週で少なからず何らかの皮疹の改善が見られない限り，安価な薬剤ではない以上，そこまで治療を継続することは想像し難く，④遅効型（③無効型＋②緩徐型）を実臨床で経験する皮膚科医はおそらく皆無ではないかと思われる．

4．効果判定の基準

アプレミラストはその安全性の高さからクリニックでも数多く処方される反面，乾癬治療で使用される薬剤の中では明らかに高額の部類に入る．つまり，内服開始後に速やかに有効性が示されれば問題ないが，効果が全くみられない例に対し，長期にアプレミラストを継続することは患者本人の無用な経済的負担に繋がることにもなるため注意を要する．

治療効果を判定する期間としては，一般的には12〜16週くらいまでは内服してみるよう指示されることが多い．その理由としては，アプレミラスト群の投与16週でのPASIスコア平均変化率に，プラセボ群がアプレミラストの実薬投与になってからの16週時（臨床試験としては32週時）でのPASIスコア平均変化率がほぼ並んでいるということも根拠のひとつであろう[18]．ゆえに，投与12〜16週で全く治療効果が見られていない場合は内服中止，もしくは他の治療への変更を考慮した方がよいかもしれない．

5．アプレミラストの利便性・安全性

アプレミラストは，その安全性の高さからクリニックでも処方可能な薬剤である．定期的な採血やその副作用の懸念から，エトレチナートやシクロスポリンの使用を敬遠しがちであったクリニックの先生方にとって，アプレミラストは有効かつ安全に使用できる新たな治療の選択肢となり現在に至っている．156週の長期データの解析においても，有害事象の発生頻度や重篤度，臨床試験で

は見られなかったような新たな有害事象の発生もなく，長期使用も安全性が高いことが示されている[19]．また光線療法との相性のよさも知られており，実際にアプレミラストのみでは改善に乏しい皮疹に対し，光線療法を併用することで皮疹が改善した例は筆者も複数例経験している．報告数[20)21)]はまだ少ないものの，経験的に両者の併用は有効であると考えられていることからも，クリニックで安全に行える乾癬治療の幅はさらに広がったと言ってもよい．

皮膚科にコンサルトすべき場合

乾癬は，発疹が全身に生じている場合は診断はさほど難しくないが，発疹が限局されている場合，診断に至ることが非常に難しいケースがある．頭部のみであれば脂漏性皮膚炎，下腿のみであれば貨幣状湿疹，爪のみであれば爪白癬や爪扁平苔癬などである．また発疹が全身にみられていたとしても皮膚リンパ腫である菌状息肉症の可能性や，降圧剤などの薬剤によって生じた発疹の可能性もあり，それは皮膚科専門医であってもその鑑別は容易ではなく，皮膚生検によって診断を確定しなければならないケースも決して少なくはない．よって，乾癬を疑わせるような発疹を見た場合，もしくは本稿で示したアプレミラストや生物学的製剤の導入適応となるような症例については，速やかに皮膚科専門医への紹介をお願いしたい．

参考文献

1) Oh, C. J., et al.：Treatment with anti-tumor necrosis factor alpha（TNF-alpha）monoclonal antibody dramatically decreases the clinical activity of psoriasis lesions. J Am Acad Dermatol. **42**：829-830, 2000.

2) Park, J. J., Lee, S. C.：A case of tumor necrosis factor-α inhibitors-induced pustular psoriasis. Ann Dermatol. **22**：212-215, 2010.

3) Beigel, F., et al.：Formation of antinuclear and double-strand DNA antibodies and frequency of

lupus-like syndrome in anti-TNF-α antibody-treated patients with inflammatory bowel disease. Inflamm Bowel Dis. **17**：91-98, 2010.

4）Armstrong, A. W., et al.：Psoriasis and metabolic syndrome：a systematic review and meta-analysis of observational studies. J Am Acad Dermatol. **68**：654-662, 2013.

5）Boehncke, W. H., et al.：The 'psoriatic march'：a concept of how severe psoriasis may drive cardiovascular comorbidity. Exp Dermatol. **20**：304-307, 2011.

6）Weaver, C. T., et al.：IL-17 family cytokines and the expanding diversity of effector T cell lineages. Annu Rev Immunol. **25**：821-852, 2007.

7）Brembillia, N. C., et al.：The IL-17 family of cytokines in psoriasis：IL-17A and beyond. Front Immunol. **9**：1682, 2018.

8）Johnston, A., et al.：Keratinocyte overexpression of IL-17C promotes psoriasiform skin inflammation. J Immunol. **190**：2252-2262, 2013.

9）Russel, C. B., et al.：Gene expression profiles normalized in psoriatic skin by treatment with brodalumab, a human anti-IL-17 receptor monoclonal antibody. J Immunol. **192**：3828-3836, 2014.

10）Lee, E., et al.：Increased expression of interleukin 23 p19 and p40 in lesional skin of patients with psoriasis vulgaris. J Exp Med. **199**：125-130, 2004.

11）Whibley, N., Gaffen, S.：Gut-Busters：IL-17 ain't afraid of no IL-23. Immunity. **43**：620-622, 2015.

12）Annunziato, F., Romagnani, S.：Do studies in humans better depict Th17 cells? Blood. **114**：2213-2219, 2009.

13）Hoeve, M. A., et al.：Divergent effects of IL-12 and IL-23 on the production of IL-17 by human T cells. Eur J Immunol. **36**：661-670, 2006.

14）大槻マミ太郎ほか：日本皮膚科学会マニュアル 乾癬における生物学的製剤の使用ガイダンス（2019年版）. 日皮会誌. **129**：1845-1864, 2019.

15）照井　正ほか：膿疱性乾癬（汎発型）診療ガイドライン 2014年度版. 日皮会誌. **125**：2211-2257, 2015.

16）遠藤幸紀：【詳しく知りたい！新しい皮膚科の薬の使い方】乾癬治療に用いられる新しい内服薬. MB Derma. **302**：19-26, 2020.

17）遠藤幸紀：アプレミラスト4か月の内服継続で着実に治療効果が現れた例. J Visual Dermatol. **18**：1024-1025, 2019.

18）Papp, K., et al.：Apremilast, an oral phosphodiesterase 4（PDE4）inhibitor, in patients with moderate to severe plaque psoriasis：Results of a phase III, randomized, controlled trial（Efficacy and Safety Trial Evaluating the Effects of Apremilast in Psoriasis［ESTEEM］1）. J Am Acad Dermatol. **73**：37-49, 2015.

19）Crowley, J., et al.：Long-term safety and tolerability of apremilast in patients with psoriasis：Pooled safety analysis for ≥156 weeks from 2 phase 3, randomized, controlled trials（ESTEEM 1 and 2）. J Am Acad Dermatol. **77**：310-317, 2017.

20）AbuHilal, M., et al.：Use of Apremilast in combination with other therapies for treatment of chronic plaque psoriasis：a retrospective study. J Cutan Med Surg. **20**：313-316, 2016.

21）Bagel, J., et al.：Apremilast and narrowband ultraviolet-B combination therapy for treating moderate-to-severe plaque psoriasis. J Drugs Dermatol. **16**：957-962, 2017.

PEPARS No.187：60-65, 2022

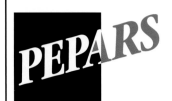

◆特集／皮膚科ラーニング！STEP UP 形成外科診療

アトピー性皮膚炎の最新の治療

天野　博雄*

Key Words：アトピー性皮膚炎(atopic dermatitis)，菌状息肉症(mycosis fungoides)，抗ヒト IL-4/IL-13 受容体抗体 (anti-human IL-4/IL-13 receptor antibody)，JAK 阻害薬(JAK inhibitor)

Abstract　　従来のアトピー性皮膚炎の治療は，副腎皮質ホルモン外用薬，タクロリムス軟膏，保湿外用薬，抗ヒスタミン内服薬の4つが基本であった．これらの基本治療を適切に行っても症状が難治な場合に，シクロスポリン内服薬による治療や紫外線療法を行った．2018 年にインターロイキン(以下，IL)-4 と IL-13 を抑制する生物学的製剤のデュピルマブが上市され，これまでの治療に反応しない重症アトピー性皮膚炎であっても，著明に改善するようになり，アトピー性皮膚炎に対する治療は大きく変化した．2020 年からは JAK 阻害外用薬および JAK 阻害内服薬が新たに加わり，アトピー性皮膚炎治療はさらに進化している．アトピー性皮膚炎の治療は大きく進歩したが，重症アトピー性皮膚炎は悪性リンパ腫との見分けが非常に難しく，治療にあたってはアトピー性皮膚炎の診断を適切に行うことが極めて重要である．本稿ではアトピー性皮膚炎の診断と治療について概説する．

はじめに

　アトピー性皮膚炎は「アトピー」と「皮膚炎」の2つの言葉が合わさった病名である．「アトピー」の語源は，患者家族内で喘息と鼻炎を併発していることが多いことから，「奇妙な」という意味あいをもってつけられたギリシア語(a topia)を語源としている．「皮膚炎」は発赤，落屑，漿液性丘疹などがみられ，湿疹三角という一定の経過をたどるものを指す皮膚科学の用語である(図1)．急性湿疹では発赤，落屑，漿液性丘疹など，慢性湿疹では苔癬化，色素沈着がみられる．アトピー性皮膚炎では急性と慢性の湿疹が混じているのが特徴である．

アトピー性皮膚炎の診断

　アトピー性皮膚炎と診断するためには，まずその定義・診断基準を理解する必要がある．アトピー性皮膚炎の定義は，「増悪・寛解を繰り返す，瘙痒のある湿疹を主病変とする疾患であり，患者の多くはアトピー素因をもつ」というものである．すなわち，アトピー性皮膚炎は，「痒み」が必発であり皮膚の病変は「湿疹病変」である．日本皮膚科学会では1994年にアトピー性皮膚炎の定義・診断基準を策定し，数回の改訂を繰り返し2021年に最新の改訂版を発表した．改訂版では，重症度分類，質問表，さらにクリニカルクエスチョンの充実が図られている[1]．

　アトピー性皮膚炎の診断に際しては除外診断となっている疾患を鑑別しなくてはならない(表1)．除外診断すべき13疾患のなかでも特に疥癬，悪性リンパ腫との鑑別には臨床上，より一層の注意を要する．疥癬はヒゼンダニが皮膚角層に寄生

* Hiroo AMANO，〒028-3695 岩手県紫波郡矢巾町医大通二丁目1番1号　岩手医科大学医学部皮膚科学講座，教授

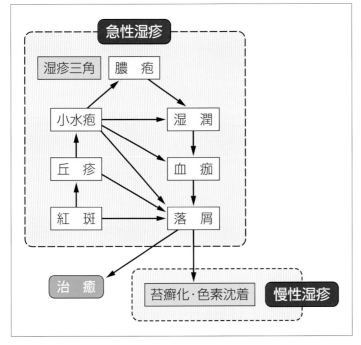

表 1. アトピー性皮膚炎の診断に際し除外すべき皮膚の疾患

① 接触皮膚炎	⑧ 手湿疹
② 脂漏性湿疹	⑨ 皮膚リンパ腫
③ 単純性痒疹	⑩ 乾癬
④ 疥癬	⑪ 免疫不全による疾患
⑤ 汗疹	⑫ 膠原病(SLE, 皮膚筋炎)
⑥ 魚鱗癬	⑬ ネザートン症候群
⑦ 皮脂欠乏性湿疹	

◀図 1.

湿疹・皮膚炎

急性湿疹は紅斑, 次いで丘疹, 小水疱, 小膿疱, さらに湿潤, 血痂, 落屑という経過をたどる(湿疹三角). 急性湿疹が治癒しない場合には慢性化し, 苔癬化や色素沈着を生じる.

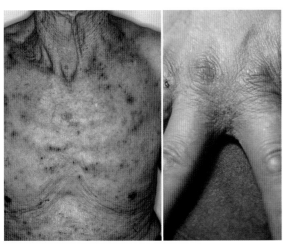

図 2. 疥癬の臨床像

体幹に紅色小丘疹, 掻破痕が多発している. 指間では小丘疹, 小水疱が線状にみられる.

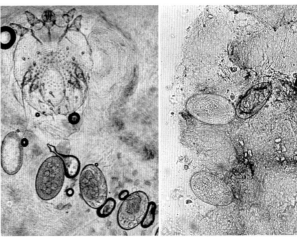

図 3. 疥癬の虫体と虫卵(KOH 法)

する皮膚疾患である. 寄生性皮膚疾患である疥癬はヒトからヒトに感染するという特徴をもつ. 皮疹の特徴として手指間, 手関節屈側, 手掌の皺に沿って皮疹があること, また男性の場合には陰茎, 陰嚢に丘疹, 結節などの皮疹がみられることが多い. 一見すると通常の湿疹に見えるので注意が必要である(図 2). 確定診断は真菌検査を行い疥癬虫(ヒゼンダニ)を検出する(図 3). 治療はフェノトリン(スミスリン®ローション)の外用あるいはイベルメクチン(ストロメクトール®)の内服を行う. 疥癬患者をアトピー性皮膚炎と誤診し, アトピー性皮膚炎の治療を行うことにより痒みと皮疹の悪化のみならず, 角層中のヒゼンダニが増加しヒトからヒトへ感染しやすくなる. すなわち, 家族内感染, 入院患者の場合には院内感染が引き起こされることになる.

皮膚 T 細胞リンパ腫の菌状息肉症もアトピー性皮膚炎と鑑別すべき重要な疾患である. 湿疹病

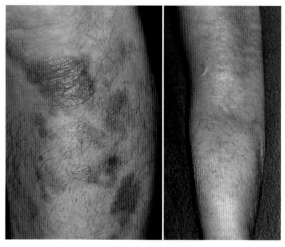

図 4. 菌状息肉症の臨床像
浸潤のある紅斑が多発している.

変と鑑別が難しい臨床症状のことも多い(図4).
アトピー性皮膚炎では痒みは必発であるが,悪性
リンパ腫では痒みを伴わないこともある.すなわ
ち,患者が痒みを訴えない場合には,悪性リンパ
腫をはじめとする他疾患を考える.典型的でない
アトピー性皮膚炎,治療抵抗性のアトピー性皮膚
炎を診た場合には皮膚生検を行うなど精査しアト
ピー性皮膚炎の診断を再考する必要がある.な
お,2008年に最重症アトピー性皮膚炎に対してシ
クロスポリンの内服療法の適応が追加されたが,
菌状息肉症にシクロスポリンを投与すると急激に
症状が増悪する.そのため,リンパ腫との鑑別は
非常に重要である.

アトピー性皮膚炎の合併症

アトピー性皮膚炎の合併症としてKaposi水痘
様発疹症,伝染性軟属腫,伝染性膿痂疹,眼合併
症が挙げられる.眼合併症は顔面の皮疹が重症な
場合にみられる.定期的に眼科を受診するよう指
導し,診察結果を確認するようにする.Kaposi水
痘様発疹症,伝染性膿痂疹は繰り返す掻破で誘発
されることが多い.また,伝染性軟属腫は夏場に
見られることが多い.これらの疾患はアトピー性
皮膚炎の状態が悪い時に生じやすいため,アト
ピー性皮膚炎の症状増悪時には注意が必要であ
る.また,これらの合併症併発時には患者はアト

ピー性皮膚炎が増悪したと考え,通常よりも副腎
皮質ホルモン薬を一生懸命外用してしまうことも
ある.その結果かえって更なる症状の悪化をきた
すこともある.アトピー性皮膚炎の診療にあたっ
ては上記のような合併症について気をつけるとと
もに,アトラスなどの写真を用いて患者に十分説
明,指導を行う必要がある.

アトピー性皮膚炎の治療

図5にアトピー性皮膚炎の診断治療アルゴリズ
ムを示す[1].アトピー性皮膚炎の治療は,2020年
にJAK阻害外用薬(デルゴシチニブ軟膏)が発売
されたことで,副腎皮質ホルモン外用薬(ステロ
イド外用薬),タクロリムス軟膏,デルゴシチニブ
軟膏,保湿外用薬,抗ヒスタミン内服薬の5つが
基本となった(図6).まず基本的な外用治療とし
て,湿疹部位に副腎皮質ステロイド外用薬,タク
ロリムス軟膏,デルゴシチニブ軟膏を用いる.ス
テロイド外用薬は効力により5段階に分類され
る[2].症状増悪時には1日2回の外用を行い,軽
快時には1日1回あるいは隔日外用に漸減し,状
態が良ければ保湿外用薬のみに変更する.効果が
高いステロイド外用薬ほど皮膚萎縮,感染症,酒
皶などの副反応も強く出現する(表2)[3].そのた
め,ストロングクラス以上のステロイド外用剤は
顔面に使用しないようにする.タクロリムス軟膏
は顔面の湿疹病変に効果が高くステロイド外用薬
で生じ得る皮膚萎縮,酒皶などを起こすことが少
ない薬剤であるが使用時に刺激感がみられること
が多い.この刺激感はタクロリムス軟膏の使用を
続けることで徐々に減弱することが多い.使用初
期に生じる刺激感について十分に説明し,使用後
すぐに中止するようなことがないように注意深く
治療を行う.デルゴシチニブ軟膏は新規の外用薬
であり,タクロリムスにみられる刺激感がない薬
剤である.1日2回の外用で,1回に5gまで使用
できる[4].

内服は抗ヒスタミン薬,なかでも第2世代と呼
ばれる抗ヒスタミン薬を選択する.第2世代抗ヒ

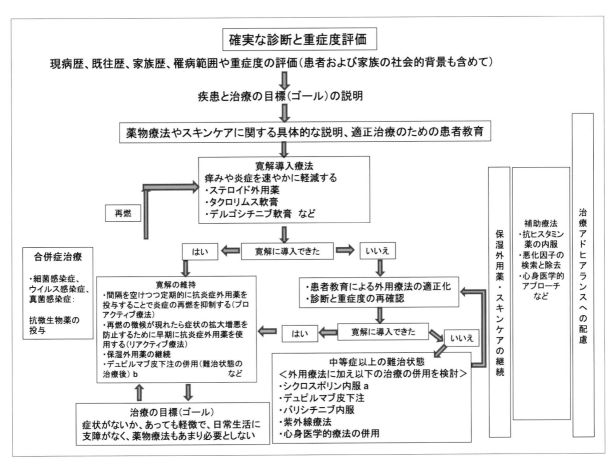

図 5. アトピー性皮膚炎の診断治療アルゴリズム(文献 1 より引用)

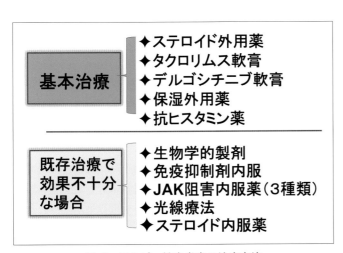

図 6. アトピー性皮膚炎の治療方法

ステロイド外用薬,タクロリムス軟膏,デルゴシチニブ軟膏,
保湿外用薬,抗ヒスタミン薬が基本治療となる.基本治療で
軽快しない場合に,光線療法,ステロイド内服,免疫抑制剤
内服,生物学的製剤,JAK 阻害内服薬による治療を行う.

表 2. ステロイド外用剤の局所的副作用

・皮膚萎縮	・ステロイド痤瘡
・皮膚線条	・多毛
・ステロイド紫斑	・感染症
・毛細血管拡張	・口囲皮膚炎
・酒皶様皮膚炎	

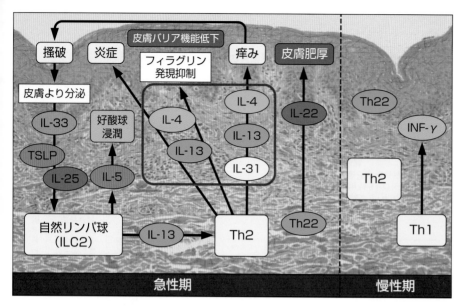

図 7.
アトピー性皮膚炎の病態
デュピルマブ，JAK 阻害
内服薬の作用点

スタミン薬は，第 1 世代に比べ抗コリン作用，眠気の出現が少なく効果も高い．第 2 世代抗ヒスタミン薬は 1 日 2 回内服と 1 日 1 回内服のものがある．

重症アトピー性皮膚炎の治療

上記の基本的治療で改善しない場合に，これまでは免疫抑制薬であるシクロスポリン内服療法や紫外線療法を行ってきた．シクロスポリンの内服療法は 2008 年に最重症アトピー性皮膚炎に対して適応追加され使用できるようになった．1 日 3 mg/kg の投与量で高い効果が期待できるが，高血圧と腎機能障害に注意が必要である[5][6]．また前述したように皮膚悪性リンパ腫（菌状息肉症）に投与した場合には病状を悪化させるため，リンパ腫との鑑別をより慎重に行う必要がある．

紫外線療法は PUVA 療法および narrow band UVB 療法を中心に行われている[7]．PUVA 療法は，光増感物質であるソラレンを内服あるいは外用後に長波長紫外線を照射する．一方，narrow band UVB 療法は，中波長紫外線の領域に含まれる 311 ± 2 nm の紫外線を用いて照射を行う．詳細は省くが，照射後の紫外線防御や簡便さを考え，最近では narrow band UVB 療法が主流になっている．また，UVA1 療法は照射装置が特別なために普及はしていないが急性期にも使用できる照射として知られている．

その後，2018 年 4 月にアトピー性皮膚炎に対する新しい治療として，インターロイキン（以下 IL）-4 と IL-13 の両方を抑える生物学的製剤，デュピルマブが発売され，アトピー性皮膚炎治療にとって大きなブレイクスルーとなった[8][9]．アトピー性皮膚炎の病態形成には IL-4，IL-13，IL-22 が重要な位置を占めている[10]．デュピルマブ（デュピクセント®）は IL-4 受容体αに結合し，結果として IL-4 と IL-13 の両方を抑える新規の薬剤である．さらに IL-22 の発現を抑制することも知られている．前述したように，IL-4，IL-13，IL-22 はアトピー性皮膚炎で起きている臨床症状すなわち湿疹の形成，痒みの発生，バリア機能低下に大きく関わっている．そのため，これらのサイトカインをブロックすることでアトピー性皮膚炎の症状が著明に改善する（図 7）．既存の治療で良くならないアトピー性皮膚炎に対して，デュピルマブ投与により非常に高い治療効果が得られることが実臨床でも経験されている．さらに 2020 年 12 月には JAK 阻害内服薬が上市され[11][12]，現在までに 3 種類の治療薬が投与可能になっている．これらの薬剤も既存の治療で良くならないアトピー性皮膚炎に対して非常に高い治療効果が得られることが実臨床で経験されている．3 種類のうち，2 剤は 12 歳から投与可能であり，臨床上のベネフィットが増している．一方，現在もさらに様々な生物学的製剤や分子標的薬の開発，臨床試験が

進んでいる．IL-31 受容体抗体，IL-13 抗体，IL-22 抗体などである[13][14]．

おわりに

2018 年にデュピクセント，2020 年から現在までに JAK 阻害内服薬が 3 種類上市されアトピー性皮膚炎の治療は大きく変わった．今後も新規薬剤が登場してくる予定である．今後，アトピー性皮膚炎の治療はその手段が増えることで様々な選択肢が出てくる．これまでよりも様々な視点から治療方針を決めていく必要があると考える．一方で正確な診断が必要なことは言うまでもなく，アトピー性皮膚炎に一見見える疾患に対してアトピー性皮膚炎の治療をしてしまわないように気を付ける必要がある．ステロイド外用と抗ヒスタミン内服薬でコントロールが難しい重症アトピー性皮膚炎患者は，診断の再考と適切な治療の観点から皮膚科専門医への紹介が望ましいと考える．

参考文献

1）佐伯秀久ほか：アトピー性皮膚炎診療ガイドライン 2021．日皮会誌．**131**：2691-2777，2021.／アレルギー．**70**(10)：1257-1342，2021.

2）Eichenfield, L. F., et al.：Guidelines of care for the management of atopic dermatitis：section 2. Management and treatment of atopic dermatitis with topical therapies. J Am Acad Dermatol. **71**：116-132, 2014.

3）Takeda, K., et al.：Side effects of topical corticosteroids and their prevention. Drugs. **36**(Suppl 5)：15-23, 1988.

4）Nakagawa, H., et al.：Long-term safety and efficacy of delgocitinib ointment, a topical Janus kinase inhibitor, in adult patients with atopic dermatitis. J Dermatol. **47**：114-120, 2020.

5）Schmitt, J., et al.：Cyclosporin in the treatment of patients with atopic eczema—a systematic review and meta-analysis. J Eur Acad Dermatol Venereol. **21**：606-619, 2007.

6）天野博雄ほか：アトピー性皮膚炎に対するシクロスポリン短期投与における臨床効果とシクロスポリン血中濃度の検討．皮膚の科学．**8**：297-302, 2009.

7）Garritsen, F. M., et al.：Photo(chemo)therapy in the management of atopic dermatitis：an updated systematic review with implications for practice and research. Br J Dermatol. **170**：501-513, 2014.

8）Chang, H. Y., et al.：IL-4Ra inhibitor for atopic disease. Cell. **170**：222, 2017.

9）Simpson, E. L., et al.：Two Phase 3 Trials of Dupilumab versus Placebo in Atopic Dermatitis. N Engl J Med. **375**：2335-2348, 2016.

10）Furue, M., et al.：Atopic dermatitis：immune deviation, barrier dysfunction, IgE autoreactivity and new therapies. Allergol Int. **66**：398-403, 2017.

11）Reich, K., et al.：Efficacy and safety of Baricitinib combined with topical corticosteroids for treatment of moderate to severe atopic dermatitis：a randomized clinical trial. JAMA Dermatol. **156**：1333-1343, 2020.

12）Bieber, T., et al.：Pooled safety analysis of baricitinib in adult patients with atopic dermatitis from 8 randomized clinical trials. J Eur Acad Dermatol Venereol. **35**：476-485, 2021.

13）Ruzicka, T., et al.：Anti-interleukin-31 receptor A antibody for atopic dermatitis. N Engl J Med. **376**：826-835, 2017.

14）Simpson, E. L., et al.：Efficacy and safety of lebrikizumab(an anti-IL-13 monoclonal antibody) in adults with moderate-to-severe atopic dermatitis inadequately controlled by topical corticosteroids：A randomized, placebo-controlled phase Ⅱ trial(TREBLE). J Am Acad Dermatol. **78**：863-871, 2018.

PEPARS No.187：66-71, 2022

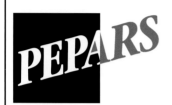

◆特集／皮膚科ラーニング！ STEP UP 形成外科診療

皮膚科にコンサルトすべき疾患，迅速な対応が必要な疾患

浅井 純*

Key Words：蕁麻疹(urticaria)，アナフィラキシー(anaphylaxis)，薬疹(drug eruption)，壊疽性膿皮症(pyoderma gangrenosum)，皮膚悪性腫瘍(skin malignancies)

Abstract 皮膚科と形成外科は，対象とする臓器が共通しているため，治療対象となる疾患も自ずと共通してくる．しかしながら，それぞれの診療科で得手不得手があり，例えば広範囲熱傷や壊死性筋膜炎といった外科的処置が必要な疾患は形成外科医の得意とするところであるが，蕁麻疹・アナフィラキシーや重症型薬疹といったアレルギー性皮膚疾患，自己免疫性水疱症や壊疽性膿皮症といった炎症性皮膚疾患は皮膚科医の得意とするところである．また，外科的切除以外の治療法が日進月歩で開発されている皮膚悪性腫瘍においては皮膚科医と形成外科との連携が望まれる．本稿では，形成外科医が日常的に遭遇する皮膚疾患の中で，皮膚科医に迅速なコンサルテーションを行うべき疾患について，その診断のポイント，コンサルテーションのタイミング，治療法などについて解説する．

はじめに

皮膚科領域で迅速な対応を要する疾患には，広範囲熱傷，壊死性筋膜炎，蕁麻疹・アナフィラキシー，重症型薬疹といった救急疾患や，悪性黒色腫や血管肉腫といった生命予後に大きく影響する腫瘍性疾患，そして自己免疫性水疱症や壊疽性膿皮症といった診断の遅れにより急性増悪をきたすことがある炎症性疾患などが挙げられる．広範囲熱傷や壊死性筋膜炎といった外科的処置が必要な疾患は形成外科医の得意とするところであるが，蕁麻疹・アナフィラキシーや重症型薬疹といったアレルギー性皮膚疾患，自己免疫性水疱症や壊疽性膿皮症といった炎症性皮膚疾患，そして外科的切除以外の治療法が日進月歩で開発されている皮膚悪性腫瘍においては皮膚科医との連携，コンサ

ルテーションが不可欠である．本稿では，これら皮膚科医への迅速なコンサルテーションが必要となる疾患における診断のポイント，コンサルテーションのタイミング，治療法などについて解説する．

蕁麻疹・アナフィラキシー

蕁麻疹は痒みを伴う膨疹(皮膚に生じる限局性の浮腫)が生じる疾患である．皮膚に存在する肥満細胞が何らかの機序で活性化，脱顆粒し，遊離されたヒスタミンが血管や感覚神経を刺激することで発症する．蕁麻疹の発症に関与する因子には外来抗原，物理的刺激，発汗刺激，食物，薬剤，運動といった外因性の直接的な誘因から，疲労やストレス，膠原病などの基礎疾患といった内因性の背景因子まで多彩であり，原因の特定が困難であることも多い．

アナフィラキシーは，「アレルゲンなどの侵入により，複数臓器に全身性にアレルギー症状が惹起され，生命に危機を与え得る過敏反応」と定義

* Jun ASAI, 〒602-8566 京都市上京区河原町広小路上る梶井町 465 京都府立医科大学大学院医学研究科皮膚科学，講師

される．皮膚症状（膨疹，そう痒，紅潮）または粘膜症状（口唇，舌，口蓋垂の腫脹など）のほかに，呼吸器症状（呼吸困難，気道狭窄，喘鳴，低酸素血症），循環器症状（血圧低下，意識障害）や消化器症状（腹部疝痛，嘔吐）のうちの複数の症状を伴い，これらの症状が急速に発現する．昆虫刺傷（ハチ），食物，薬剤が誘因となることが多いが，特に薬剤では周術期に用いる薬剤で報告が多く[1]，形成外科医も十分な知識を持っておく必要がある．

1．蕁麻疹，アナフィラキシーの誘因となりやすい薬剤

抗菌薬（特にβラクタム系抗菌薬），解熱鎮痛薬（NSAIDs など），抗腫瘍薬（特に白金製剤，タキサン系抗がん剤，溶解剤含む），局所麻酔薬（添加物である保存剤や血管収縮薬含む），筋弛緩薬，造影剤での報告が多い[2]．その他，薬剤ではないがラテックスもアナフィラキシーの原因となる．抗生剤や局所麻酔薬，造影剤は投与前に問診を行うことが多く，リスクを軽減させることができるが，確実に予知できるわけではないため，アナフィラキシーが起こった際に迅速に対処できるよう準備しておく．ラテックスアレルギーの中にはクリ，バナナ，キウイフルーツ，アボカドといった食品にも即時型アレルギーを起こす症例がある（ラテックス―フルーツ症候群）．ラテックスアレルギーについての問診時はこれらの食品に対するアレルギー歴についても聴取する．そして問診にてラテックスアレルギーが疑われる場合，術前に皮膚科にコンサルトの上，アレルギー検査を行うことが望ましい．

2．蕁麻疹，アナフィラキシーの治療

症状が膨疹のみで呼吸器症状，循環器症状，消化器症状などの全身症状がない場合は蕁麻疹として抗ヒスタミン薬の投与を行う．全身症状が生じた場合，アナフィラキシーとして対応する．まず患者を仰臥位にし，下肢を挙上させ，バイタルサインを確認する．そして支援要請を出して人を集める．低血圧，心停止，意識消失，呼吸困難，喘鳴，チアノーゼといった重症の症状が出現してい

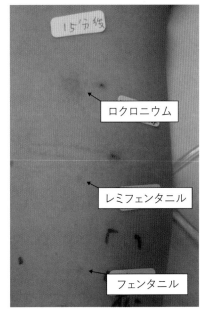

図 1．周術期に使用した薬剤のプリックテスト
ロクロニウムで陽性反応を示した．

る場合や症状の進行が急速な場合，アドレナリン 0.01 mg/kg を筋肉内注射する．必要に応じて5～15 分ごとに再投与する．そして静脈ルート，気道を確保し，必要に応じて酸素投与，心肺蘇生などを行う．

3．薬剤性の蕁麻疹，アナフィラキシーの検査

まず症状の出現した時期より被疑薬を推定する．検査としてはプリックテストや皮内テスト，好塩基球ヒスタミン遊離試験・血中ヒスタミン濃度などが有用である．皮膚テストは発作から4週間以内では肥満細胞内のメディエーターのストックが不十分なため，偽陰性のリスクを下げるためには少なくとも6週間以上経過してからの施行がよい（図1）．周術期に生じた蕁麻疹，アナフィラキシーの場合，皮膚テストは，使用された薬剤をもれなくリストアップして行うと同時に，ラテックスのテストも行うことが勧められる．非脱分極性筋弛緩薬は，皮膚における直接的な血管拡張作用を有し，また皮膚の肥満細胞からヒスタミンおよびトリプターゼの脱顆粒を引き起こす可能性も示唆されているため，偽陽性に注意する必要がある[1)3)]．

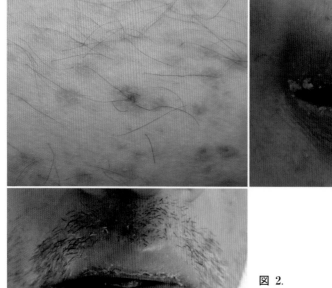

図 2.
Stevens-Johnson 症候群
　a：中央に水疱，びらんを伴う浸潤性紅斑
　b：眼脂と結膜の充血
　c：口唇のびらん

薬　疹

　薬疹は，薬剤やその代謝産物により誘発される皮膚・粘膜の発疹の総称であり，大きくアレルギー性と非アレルギー性に分けられる．前述の蕁麻疹やアナフィラキシーも，薬剤が誘因となり生じるものは薬疹の1つである．非アレルギー性の薬疹には抗がん剤による脱毛，手足症候群，爪囲炎といった薬剤毒性による皮膚障害がある．アレルギー機序による場合，薬剤やその代謝産物，もしくは血清蛋白などと結合した薬剤複合体がハプテンとなり，それらに反応する抗体や抗原特異的なリンパ球が生成され，皮膚粘膜に障害を引き起こし，薬剤の再投与により，皮疹が再燃する．発疹の形態により様々な型があり，薬剤によって生じやすい発疹型が存在する．通常は被疑薬の中止により皮疹は改善するが，中毒性表皮壊死症（toxic epidermal necrolysis；TEN），Stevens-Johnson症候群（SJS），薬剤性過敏症症候群（drug-induced hypersensitivity syndrome；DIHS）といった重症型薬疹では原因薬剤の中止とともにステロイドの全身投与，血漿交換療法，免疫グロブ

リン大量療法などを行う必要があるため，これらの重症型薬疹を疑った際は速やかに皮膚科にコンサルテーションを行うべきである．

1．TEN/SJS（図2）

　SJSは多形紅斑に粘膜症状，発熱や関節痛など全身症状を伴った状態である．多形紅斑は中心に水疱やびらんを伴うことが多い．粘膜および皮膚粘膜移行部にびらんや発赤を生じ，眼では結膜炎や角結膜上皮の障害，偽膜形成を生じる．早期診断，早期治療が予後の改善に繋がるため，多形紅斑に粘膜症状を伴う症例は直ちに皮膚科にコンサルトする．TENは全身の皮膚，粘膜に壊死や剥離をきたす最重症の薬疹であり，びまん性紅斑から進展する型と，SJSから進展する型がある．SJSとSJS進展型TENは，表皮剥離面積が10%未満のものをSJS，10%を超えたものをTENと診断する．ともに薬剤を直ちに中止し，できる限り早期から高用量ステロイドの全身投与を開始する．血漿交換や免疫グロブリン大量静注療法の併用も有効である．

2．DIHS

　ある特定の薬剤を内服して2〜6週間後に発熱，

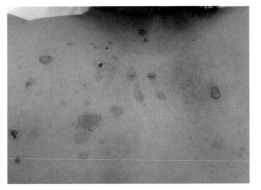

図 3. 尋常性天疱瘡
背部にびらん，弛緩性水疱を認める．臨床所見のみでは伝染性膿痂疹との鑑別は困難である．

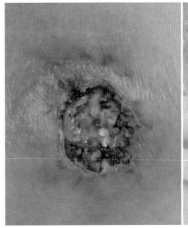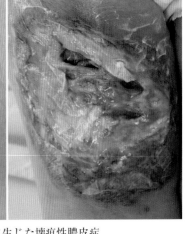

a | b

図 4. 大腿後面に生じた壊疽性膿皮症
a：初診時．5 cm 大の周囲に紫斑を伴う潰瘍性病変
b：初診よりわずか 6 日で潰瘍は大腿後側の全面にまで広がった．

肝機能障害とともに全身に紅斑を生じる．ヒトヘルペスウイルス 6 型などの再活性化が見られ，病態に深く関与していると想定されており，薬剤の中止のみでは改善せず，長期のステロイド全身投与が必要となる．カルバマゼピン，フェニトイン，フェノバルビタールなどの抗けいれん薬，ジアフェニルスルホン，サラゾスルファピリジン，アロプリノールなどが原因となる[4]．これらの薬剤を比較的長期に投与されている場合や薬剤中止後も皮疹や発熱が遷延する場合には，DIHS を積極的に疑い皮膚科にコンサルトする．

炎症性皮膚疾患

炎症性皮膚疾患の中には，初期は伝染性膿痂疹（いわゆる"とびひ"）や虫刺症，外傷といった common disease に類似した臨床症状を示しながら，急速に進行し，時には致死的となる疾患がある．これらの傷を伴う疾患は形成外科医でも遭遇する機会があり，知っておくべき疾患である．

1．自己免疫性水疱症

表皮細胞の細胞膜や表皮基底膜に局在する蛋白に対して自己抗体が出現し，皮膚や粘膜に水疱，びらんを形成する自己免疫性疾患である．代表的な疾患に抗表皮細胞膜抗体（主に抗デスモグレイン（Desmogleins；Dsg）1 抗体，抗 Dsg3 抗体）による天疱瘡（図 3），抗表皮基底膜部抗体（主に抗

BP180 抗体）による類天疱瘡がある．天疱瘡では抗 Dsg 抗体により表皮細胞同士の接着が障害されることにより表皮内に水疱が生じるため，水疱は弛緩性で破れやすく，痂皮やびらんを生じやすい．皮疹は伝染性膿痂疹と極めて類似した臨床像を呈する（伝染性膿痂疹では黄色ブドウ球菌の産生する表皮剝脱毒素が Dsg1 を特異的に分解するため，表皮内水疱が生じる）[5]．一方，類天疱瘡では表皮真皮境界部における接着が障害されるため，表皮下に水疱を生じ，水疱は緊満性で破れにくい．皮疹の数が少ないと，虫刺症との鑑別が困難となる．

いずれの疾患も皮疹が急速に拡大し，びらん・水疱が広範囲に及ぶと，体液の大量漏出や二次感染により致死的となる場合がある．通常，中等量（0.5 mg/kg/日）以上の副腎皮質ステロイド全身投与が奏効するが，コントロール不良の場合にはステロイドパルス療法，免疫グロブリンの大量静注，血漿交換療法などによる加療が必要となる．

膿痂疹や虫刺症として治療を行っていたが難治であったり急速に拡大したりする場合は自己免疫性水疱症を疑い，速やかに皮膚科にコンサルトする必要がある．

2．壊疽性膿皮症（図 4）

丘疹や小膿疱から始まり急速に潰瘍化をきたす，非感染性好中球性疾患である．潰瘍は辺縁が

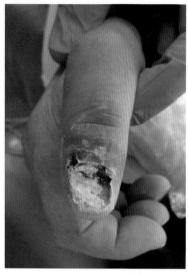

図 5. 無色素性悪性黒色腫
爪の変形と潰瘍化を認める. 病変およびその周囲
に色素性病変は認められない.

紫紅色調で堤防状に隆起し, 潰瘍底は黄褐色の壊
死組織を伴う. 一部の症例では外傷や手術, 人工
肛門などの外的刺激のあった部位に発症するが,
術創に生じ, 二次感染や皮弁の壊死と誤診され,
抗生剤の投与やデブリードマンが施行されるも一
向に改善せず, むしろ急速に悪化するといった症
例をしばしば経験する. 本疾患の約半数は炎症性
腸疾患, 大動脈炎症候群, 白血病などの基礎疾患
を有すると言われている[6]. 治療には副腎皮質ス
テロイド(0.5〜1.0 mg/kg/日)の全身投与をはじ
め, レクチゾールや抗TNFα抗体のアダリムマブ
といった特殊な薬剤の使用が検討されるため, 壊
疽性膿皮症を疑った場合は速やかに皮膚科にコン
サルトする必要がある.

皮膚悪性腫瘍

皮膚には, その複雑な構造を反映して多彩な皮
膚悪性腫瘍が発生する. 具体的には, 表皮細胞由
来の基底細胞癌, 有棘細胞癌, メラノサイト由来
の悪性黒色腫, 汗腺や毛包といった皮膚付属器由
来の付属器癌, メルケル細胞由来のメルケル細胞
癌, 間葉組織由来の血管肉腫や平滑筋肉腫などで
ある. それぞれ特徴的な臨床像を示し, 比較的容
易に診断できることが多いが, 典型例から外れた

臨床像を呈し, すぐに診断がつかない症例もしば
しば経験する. これらの非典型例に対して, いか
に悪性腫瘍であることを疑えるか, いかに早期に
診断をつけることができるかが極めて重要になっ
てくる. また, 近年は免疫チェックポイント阻害
薬, 分子標的治療薬, そして遺伝子パネル検査の
登場により, 皮膚悪性腫瘍に対する治療方針が大
きく変化してきている. 外科的切除で治癒できる
基底細胞癌であれば形成外科単独での加療でなん
ら問題ないが, 進行期に集学的治療が必要となる
皮膚悪性腫瘍については皮膚科との連携が重要に
なる.

1. 無色素性悪性黒色腫(図5)

悪性黒色腫はメラニン産生能を有するメラノサ
イトが悪性化した腫瘍であるため, 通常は色素を
有し, 黒〜褐色調を呈する. しかしながらより未
分化な状態になると, メラニン産生能を消失し,
無色素性悪性黒色腫となることがある[7]. 無色素
性悪性黒色腫の臨床像は, 赤色結節や潰瘍を呈す
ることが多い. わずかにでもメラニン産生能を有
する細胞が存在すると, 病変のごく一部に黒〜褐
色の色素性病変を伴うことがあり, 診断の助けに
なる(低色素性悪性黒色腫). 筆者の経験上, 無色
素性悪性黒色腫は, 爪部や掌蹠に生じることが多
く, 爪に生じた場合は爪の変形と潰瘍化を, 掌蹠
では赤色結節を呈することが多い. また, 詳細に
問診を取ると, 「昔, 爪に黒い線(色素線条)があっ
た」「以前にあったホクロが消えて, そのあとにで
きものがでてきた」など, 以前には悪性黒色腫を
疑う所見があったことを示唆する発言が得られ,
診断の手がかりとなる場合がある. これらの爪や
掌蹠の難治性潰瘍や結節性病変をみた場合は悪性
黒色腫を疑って生検を施行もしくは皮膚科にコン
サルトする.

2. 血管肉腫(図6)

血管肉腫は, 高齢者の頭頸部皮膚に好発する軟
部悪性腫瘍であり, 転移をきたしやすく予後不良
な疾患である. 初期は紫斑や浮腫から始まり,
徐々に範囲が拡大するとともに結節性病変を生じ

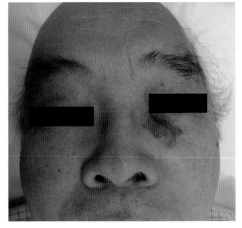

図 6. 血管肉腫
左下眼瞼から頬部にかけて，やや隆起した紫斑を認める．
受診時には同部位をぶつけたとの訴えがあり，外傷による血腫との鑑別のため，皮膚生検により診断を確定した．

る．問診で，「数日〜数週間前に頭をぶつけたあとに出てきた」と訴えることが多く，「外傷による血腫」と当初は診断されていた症例にしばしば遭遇する．実際に数日前の外傷から血管肉腫が発症するわけではなく，おそらくはすでに血管肉腫が生じており，外傷による出血により所見が顕在化したと考えるのが妥当と思われる．「高齢者」で，「頭部に外傷の既往」があり，「血腫」を主訴に受診された場合は，血管肉腫の可能性を常に念頭に置き，定期的な経過観察を行い，血腫が消退していくかどうか，結節性の病変が出現しないかどうか，頭皮全体を入念に観察し，外傷部位以外に紫斑がないかどうか，を確認する．少しでも血管肉腫が疑われた場合は生検を行うか，速やかに皮膚科にコンサルトする．

　血管肉腫の治療について，以前は積極的に外科的切除が試みられていたが，Fujisawa ら[8]が化学放射線療法の有効性を報告して以降，皮膚科では外科治療ではなく化学放射線療法が治療の主流となっている．しかしながら，血管肉腫に対して外科的切除を行ってから術後治療依頼に当院に紹介されてくる症例が未だに存在している状態であり，血管肉腫の治療法についての認知度を高めていく必要がある．

まとめ

　皮膚科領域で迅速な対応を要する疾患について概説した．いずれも進行・重症化すると致死的となる可能性があり，それらの疾患の診断のポイントや皮膚科へのコンサルテーションのタイミングについて，十分な知識を持って診療にあたっていただきたい．

参考文献

1) 益田浩司：【蕁麻疹と蕁麻疹に似た疾患―病型鑑別からはじめよう】Dermatological View 周術期アナフィラキシー．Visual Dermatol. **20**：638-640，2021.
　Summary　周術期に生じるアナフィラキシーについての総説．
2) 益田浩司：【蕁麻疹の病態・診断・治療アップデート（ガイドラインを含む）】蕁麻疹治療における抗ヒスタミン薬とその位置づけ．アレルギーの臨. **40**：175-178，2020.
3) 益田浩司：【蕁麻疹の最新知見】周術期の蕁麻疹管理　麻酔薬によるアナフィラキシーを含めて．アレルギー免疫．**23**：952-958，2016.
4) 高橋勇人：薬剤性過敏症症候群の今．西日皮．**83**：295-300，2021.
　Summary　薬剤性過敏症症候群について最新の知見を含んだ総説．
5) Amagai, M., et al.：Toxin in bullous impetigo and staphylococcal scalded-skin syndrome targets desmoglein 1. Nat Med. **6**：1275-1277, 2000.
6) Yamamoto, T.：Epidemiology of pyoderma gangrenosum in Japanese patients by questionnaire survey. J Dermatol. **46**：e145-e146, 2019.
7) 永瀬浩太郎：【これで鑑別は OK！ダーモスコピー診断アトラス―似たもの同士の鑑別と限界―】赤い結節．MB Derma. **281**：55-63, 2019.
　Summary　赤色結節を呈する皮膚腫瘍のダーモスコピー診断，鑑別についての総説．
8) Fujisawa, Y., et al.：Chemoradiotherapy with taxane is superior to conventional surgery and radiotherapy in the management of cutaneous angiosarcoma：a multicentre, retrospective study. Br J Dermatol. **171**：1493-1500, 2014.
　Summary　血管肉腫に対する化学放射線療法と手術療法との有効性を検証した観察研究．

◆特集／皮膚科ラーニング！STEP UP 形成外科診療

コラム

正しい凍結療法のやり方

梅林　芳弘*

Key Words：凍結療法（cryotherapy），液体窒素（liquid nitrogen），凍結壊死（cryonecrosis），尋常性疣贅（verruca vulgaris），アクロコルドン（acrochordon, skin tag）

Abstract　凍結療法は主に液体窒素（−196℃）を用いて病変部を凍結壊死させ脱落に導く治療法である．日常診療において，主に尋常性疣贅に対し行われているが，アクロコルドン，脂漏性角化症，軟性線維腫，血管拡張性肉芽腫，光線角化症なども対象となる．方法としては，綿球法が一般的であるが，アクロコルドンのように有茎性の小病変にはピンセット法が有用である，また専用の機器を用いたスプレー法もある．

凍結は，速やかに凍結し（rapid freezing），緩徐に解凍する（slow thawing）のが原則である．術者の指で患部を押さえて解凍を促す必要はない．組織破壊を確実にするためには，凍結・融解を繰り返す必要がある．凍結療法を行う際は，処置中および当日帰宅後の痛み，水疱・血疱形成の可能性，（疣贅の場合）治療期間が長くなる旨，予め説明しておくとよい．

はじめに

凍結療法というと雪状炭酸（ドライアイス，−79℃）を使う方法も含まれるが，現在多くの医療機関で行われているのは液体窒素（−196℃）を用いた治療で，主に尋常性疣贅を対象として日常的に施行されている．本稿では，液体窒素による凍結療法の実践に関し，特に注意事項の視角から解説する．

対象疾患

対象は代表的には尋常性疣贅である．その他，脂漏性角化症，軟性線維腫，血管拡張性肉芽腫，光線角化症などに対して行われる．

保険請求

尋常性疣贅，脂漏性角化症，軟性線維腫は，「いぼ等冷凍凝固法」で請求する．頸部に多発する数mm 大のアクロコルドン（skin tag）は小さな軟性線維腫ないし脂漏性角化症であるから，これに準じる．その他の皮膚腫瘍に対し「皮膚腫瘍冷凍凝固摘出術」で請求する場合は，「一連につき（概ね3月間）」1 回だけ算定される．

方法と道具

業者から購入した液体窒素は，専用ボンベに保存されている．そこから液体窒素を小分けに取り出して治療に使うのであるが，施術法として，主に綿球法，スプレー法，ピンセット法の3種がある．

1．綿球法

最も一般的な方法で，液体窒素に浸した綿棒を病変に当てて凍結させる（図1）．小分けの容器や綿棒は使い捨てにして患者ごとに新しくするのがよい．そのため，容器は採尿カップ（図2）が扱い易い．綿棒は自作している施設も多いが，思い切

* Yoshihiro UMEBAYASHI, 〒193-0998 八王子市館町 1163 東京医科大学八王子医療センター皮膚科，教授

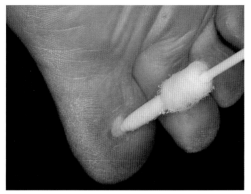

図 1. 母趾の疣贅に対し, 液体窒素を含ませた綿棒で凍結しているところ

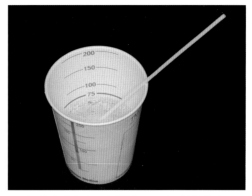

図 2. 液体窒素が入った採尿カップに綿棒を入れている. 凍結療法を施行後はこのまま捨ててしまう.

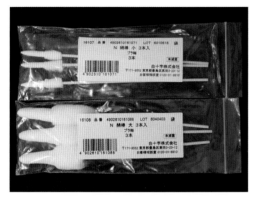

図 3. 白十字株式会社の N 綿棒. 病変の大きさによって大小使い分ける(通常は小を用いる).

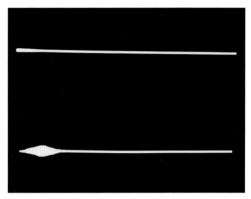

図 4. 凍結療法に適さないごく細い綿棒(上)に, 綿球をほぐしたものを巻き付けて自作したもの(下). N 綿棒の小でも大きいと感じる小病変に用いる.

りよく捨てるためには手間暇かけずに既製品を購入した方がよいかもしれない. ただし, 通常の綿棒は液体窒素を吸いにくいので, 凍結療法で使うことを前提としたもの(図3)を購入する. それでも, 小児の顔面の小病変にそっと当てたい場合など, 既製品が合わず自作せざるを得ないこともある. その場合は, 小さな綿棒に綿球をほぐしたものを巻き付け, 希望の大きさに仕上げていく(図4).

2. スプレー法

液体窒素を噴霧して患部を凍結させる方法で, 専用の機器(図5)を用いる. 専用機器はやや高額で, どの施設にもある訳ではない. 患部に接触させずに施術できるのが最大のメリットである.

3. ピンセット法

アクロコルドンなどの有茎性の小病変では, 液体窒素で先端を冷却させたピンセットで茎部をつ

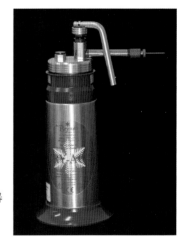

図 5.
スプレー法で用いる機器
Cry-Ac®(Brymill)

まみあげると, 周囲に不必要な凍結を作らずに治療できる(図6). 細い綿棒2本を箸のように使って病変をつまみあげてもよいが, ピンセットの方が操作性がよい. ただし, 往々にしてピンセットを把持している施術者の指も凍結しがちなので, 大きめのピンセットを使うか, 軍手などをはめて

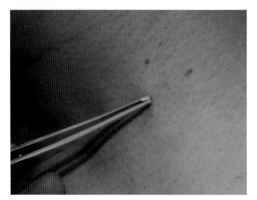

図6. 頸部のアクロコルドンをピンセット
法で凍結させているところ

施行する．逆に凍結が十分でない場合は，片手で
病変をつまんだピンセットを固定しておき，反対
の手の綿棒でピンセット先端を更に冷却する，と
いうことも行う．

理論と実践

培養細胞を凍結保存する際は氷晶を作らないよ
うゆっくり凍結し，細胞を保存状態から戻して使
う場合は迅速に融解するのが原則である．凍結療
法は逆に細胞の壊死（凍結壊死）を目論むのである
から，速やかに凍結し（rapid freezing），緩徐に解
凍する（slow thawing）のが正しいとされる．液体
窒素を当てた後，術者の指で患部を押さえて解凍
を促すのはこの理屈に合わないので，敢えて行う
必要はない．メリットがあるとすれば，これによ
り1回あたりの施術時間が短縮されることくらい
である．術者の指にヒト乳頭腫ウイルスが感染す
るリスクもあるので，少なくとも素手で押さえる
のは避けた方がよい．

1．凍結時間

病変より一回り（1 mm 程度[1]）白くなるまで凍
結させる．綿棒の液体窒素含有量が多いと早く目
標に達し，局所の皮膚温度が高いと時間がかか
る．したがって，何秒当てる，というように時間
を決める訳ではないが，凍結時間が長いほど解凍
時間も延長し，凍結壊死の容積が大きくなる[2]こ
とを念頭に行う．

なお，綿棒を重力方向に立て液体窒素が病変部
に滴り落ちるようにすると，効率的に凍結される
（例：足底であれば腹臥位で処置する）．

2．凍結回数

組織破壊を確実にするために，凍結・融解を繰
り返す（repetitive freezing）必要がある[1]．繰り返
すごとに凍結までの時間が短くなり，凍結領域が
拡大し，組織破壊力が増強する[2]．反復回数は3
回[3]，あるいは3〜5回[1]とされている．

3．通院間隔

凍結療法の間隔について，日本皮膚科学会の尋
常性疣贅診療ガイドライン[3]（以下，ガイドライ
ン）では1〜2週ごとに行う，と書かれている．痂
皮が脱落したタイミングで追加するのがよいと考
えられ，それを考慮して2〜3週間隔という意見も
ある[4]．受診時痂皮が残存している場合は，処置
間隔をあけるか，以下のように痂皮を削って凍結
する．

なお，脂漏性角化症やアクロコルドンは治療の
反応もよく，疣贅のような間隔で繰り返す必要は
ない．極端に言えば1回だけ施行し，1か月後効
果不十分と感じた場合のみ受診して貰うのでも構
わないと考える．

4．角質・痂皮の除去

特に疣贅において，厚い角質や痂皮はカミソリ
などで削って病変を薄くしてから凍結させると効
果が上がる．削る際，局所を出血させないよう，ま
た術者の指を傷つけないよう注意する必要がある
（不幸にして両方が重なると針刺し事故のような
ことになってしまう）．

主な注意点と対処法

凍結療法を初めて行う際は，特にクレームを受
けやすい以下の3点について説明しておくとよ
い．同意書をとることまでは通常しないが，口頭
で説明した旨診療録に記載しておく．

1．痛み

通常成人は痛みではクレームを入れないが，小
児は嫌がることが多く激しく抵抗することも稀で
はない．最初は受け入れやすいよう短めに施行
し，繰り返すごとに徐々に凍結時間を長くしてい
くのがコツである．施行後も当日は疼痛があるこ
と，翌日には概ね軽快する旨説明しておくとよ
い．相当広く深く凍結させた場合は鎮痛薬を処方

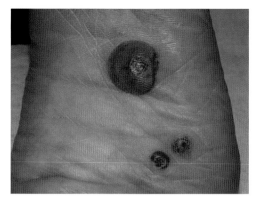

図7. 足底疣贅の凍結後に生じた血疱

することもあるが，通常は不要である．

2．水疱・血疱

強く凍結すると水疱や血疱を形成することがある（図7）．水疱が発生する程度が望ましい，と書かれた文献[5]もあるので，水疱ができたとしてもミスではなく寧ろ早く治る徴候である，と予め説明しておくと無用なクレームを避けられる．受診時に水疱や血疱が見られた場合は，水疱蓋（疱膜）を除去し[1]，外用療法を行うと翌週には乾いて（上皮化して）いる．

3．治療期間

特に足底の疣贅は難治であり，根気がいることも最初に伝えておく．通院回数が嵩むと「いつまでかかるのか」というクレームがはいりやすい．そういう場合は逆に痛みや水疱は許容されることが多いので，本人に断った上で凍結時間を長くして，広く深く凍結し敢えて水疱や痂皮が形成されるようにする．ほかの治療手段があれば変更してもよいが，凍結療法しか手段を持たない施設では，そのまま続けているのが実情であろう．ただ単発であれば切除してしまう，というのも一法で考慮してよい．

その他の注意事項

水疱・血疱以外の合併症としては，色素沈着・脱失，瘢痕（有毛部では瘢痕性脱毛），知覚異常がある[1]．説明文書として渡す場合は書いておくとよいだろう．

また，施行時は患部以外に液体窒素が及ばないよう注意が必要である．容器と綿棒の大きさのバランスが悪いと液体窒素を容れたままカップが倒れてしまうことがある．患者はベッドに上がってもらいカップは床に置くと，万一カップが倒れても患者に被害が及びにくい．また，綿棒に含まれる液体窒素の量が多いと意図しない凍結の原因になるので，患部に当てる前に綿棒を下に向けて一振りし液体窒素を散らしておくのもよい．

眼周囲に当てる際は特に細心の注意が必要で，処置中は閉眼を保つように指示した上で，術者の指で眼瞼を押さえ眼球を保護する．

血管拡張性肉芽腫などの易出血性病変では，綿棒が凍結により病変部に固着すると，引き剥がす際に出血しやすい．スプレー法を用いるか，出血や浸出部位を避け表皮が残っているところから凍らせていく[6]．

凍結療法の禁忌

ガイドライン[3]では，禁忌としてクリオグロブリン血症が挙げられている．その他，クリオフィブリノーゲン血症，レイノー病，出血傾向のある患者，糖尿病患者や高度の動脈硬化症患者には原則禁忌（時に四肢末端の病変）と考えられている[1]．

顔面の扁平疣贅では色素沈着を残しやすいため，通常行わないとの意見が複数ある[3]．

参考文献

1) 江川清文：液体窒素凍結療法—総論．疣贅［いぼ］のみかた，治療のしかた．秀潤社，pp200-207，2017.
2) 田中茂夫：凍結手術の基礎．凍結手術—その理論と実践．亀谷壽彦ほか監修．中外医学社，pp18-36，1976.
3) 渡辺大輔ほか：尋常性疣贅診療ガイドライン2019（第1報）．日皮会誌．**129**：1265-1292, 2019.
4) 五十嵐敦之：液体窒素療法．目からウロコの疣贅診療ガイドブック．三石 剛ほか編．南江堂，pp106-109，2020.
5) 池田重雄ほか：皮膚科領域．凍結手術—その理論と実践．亀谷壽彦ほか監修．中外医学社，pp189-217，1976.
6) 梅林芳弘：子どもの出血が止まらない！あらゆる診療科で役立つ皮膚科の薬 症状からの治療パターン60＋3 改訂版．pp91-92，羊土社，2021.

PEPARS No.187：76-79, 2022

◆特集／皮膚科ラーニング！STEP UP 形成外科診療

コラム

真菌検査法

山田七子[*1]　山元　修[*2]

Key Words：直接鏡検法（direct microscopic examination），白癬（tinea），皮膚・粘膜カンジダ症（mucocutaneos candidiasis），マラセチア（*Malassezia*），真菌培養（fungal culture），皮膚生検（skin biopsy）

Abstract　　真菌検査法は，適切な皮膚真菌症の診断と治療に不可欠の検査法である．皮膚真菌症は大きく浅在性皮膚真菌症と深在性皮膚真菌症に分けられる．浅在性皮膚真菌症では，真菌の寄生部位が皮膚や粘膜の表層に限られるため，直接顕微鏡検査（直接鏡検法）により培養結果を待たずに診断することができる．一方，深在性皮膚真菌症では直接鏡検法ではなく，皮膚生検と培養による原因菌の検索が診断に不可欠となる．本稿では，直接鏡検法，真菌培養，皮膚生検について説明する．特に，KOH（水酸化カリウム）溶液を用いた直接鏡検法については，注意点を含めた実際の手順についてガイドラインをもとに説明し，実際の顕微鏡画像を示す．また，真菌培養が必要な疾患や症例，皮膚生検の意義についても併せて解説する．

はじめに

真菌検査法は，皮膚真菌症の診断精度を上げ適切な治療を行うために必須の検査法である．

皮膚真菌症について

真菌検査法を的確に実施するためには，まず，皮膚真菌症の分類を理解する必要がある．皮膚真菌症は表在性皮膚真菌症と深在性皮膚真菌症の 2 つに分けられる．表在性皮膚真菌症では菌の寄生が表皮角層，毛，爪など皮膚の表面や口腔・外陰部の粘膜表面に限られ，深在性真菌症では皮膚の真皮以下で真菌が発育する[1]．

1．表在性皮膚真菌症

本邦における代表的な表在性皮膚真菌症は皮膚糸状菌感染症（白癬），皮膚・粘膜カンジダ症，マラセチア症（癜風，マラセチア毛包炎）である[1]．

白癬では，菌が感染する部位によって頭部白癬，股部白癬，体部白癬，足白癬，手白癬，爪白癬と称される[2]．また，体部白癬と股部白癬は生毛（うぶ毛）の生えている部位に生じた白癬として生毛部白癬と呼ばれる[2)3)]．これら表在性皮膚真菌症では，前述のように真菌は角層もしくは毛や爪に存在するため，直接顕微鏡検査（直接鏡検法）により，培養結果を待たずに診断が確定できる[2]ことを知っておくことが，真菌検査法を学ぶ上で重要である．

2．深在性皮膚真菌症

外傷を契機に菌が真皮や皮下組織に入り込んで発症する原発性と，他臓器の真菌症から血行性に菌が皮膚に到達し真皮以下で病変が形成される続発性がある．深在性皮膚真菌症の代表的な疾患にはスポロトリコーシスや黒色菌糸症，黒色分芽菌症などがある[1]．深在性皮膚真菌症では，皮膚生検による病理組織学的な検査で菌要素を証明し，生検材料の培養により原因菌を同定する必要がある．

以下に外来で実施すべき真菌検査法について解説する．

*1 Nanako YAMADA，〒683-8504　鳥取県米子市西町 36 番地 1　鳥取大学医学部附属病院卒後臨床研修センター，教授
*2 Osamu YAMAMOTO，同大学医学部皮膚科分野，教授

真菌検査法

1．直接顕微鏡検査（直接鏡検法）

直接鏡検法の手順と判定は，日本皮膚科学会皮膚真菌症診療ガイドライン 2019[1] に詳しく掲載されている．ここでは，その内容を中心に，鏡検の手順と判定方法について注意点とともに記載する．

A．鏡検の手順

① 病巣部から採取した材料（鱗屑，水疱蓋，爪，毛髪）をスライドグラス中央に載せ，その上にカバーグラスを置く．

② カバーグラスとスライドグラスの隙間に KOH（水酸化カリウム）溶液を浸透させ，アルコールランプやホットプレートを用いて穏やかに加温する．加温するのは短時間で十分に角質を溶解するためである．水酸化カリウムは 10～30%の濃度に調整し，角質溶解を促進するため DMSO（dimethyl sulfoxide）を 20～40%加える．KOH 溶液の作成が難しい場合には，市販のズーム®（製造：ニプロ株式会社，発売：久光製薬）を使ってもよい．なお，KOH 溶液は強いアルカリ性であるため，皮膚や粘膜に直接付着しないよう防護具を使用して慎重に取り扱い，万が一皮膚についた場合にはすぐに流水で洗浄する．医師以外の医療スタッフにもその有害性を十分周知し，外来での取り扱いに注意する必要がある．

③ カバーグラスを軽くおさえながら，小さく切ったろ紙でカバーグラス周囲の余分な KOH 溶液を吸い取る．毛髪を観察する時は，毛の内外での寄生形態を観察するため，強く押しつぶしすぎないように注意する．

④ 光学顕微鏡のステージにスライドグラスをセットする．この時，KOH 溶液がレンズやステージにつかないように細心の注意を払う．まずは 100 倍（接眼レンズ 10 倍×対物レンズ 10 倍）で真菌を探す．この時は，コンデンサーを下げ，開口絞りをしぼり，コントラストを上げて観察する．真菌要素はやや光ってみえる．真菌をみつけて 200～400 倍で観察する際には，コンデンサーを上げ，絞りを開けて観察する．

直接鏡検法での観察を容易にする染色法がある．クロラゾールブラック E 染色液[4] やズームブルー®（製造：ニプロ株式会社，発売：久光製薬）である．特に癜風およびマラセチア毛包炎ではズームブルー®を使用すると菌が染色され，観察しやすくなる．

B．鏡検時の所見

白癬（図 1-a）では，菌糸と分節胞子が観察される．菌糸は隔壁を持つ．分節胞子は菌糸が多数の隔壁で分断化されて胞子化したもので，胞子が数珠状に連なるようにして形成される[5]．その後，胞子がばらばらになっても，鏡検時に連珠状に配列するところが見つけられれば，分節胞子と判定できる．酵母状真菌であるカンジダによる皮膚・粘膜カンジダ症では出芽した胞子が伸びて菌糸のように見える仮性菌糸[5] とブドウの房状の胞子の塊が観察される（図 1-b）．癜風では，病理学用語で"Spaghetti and meat balls pattern"と称される[6] 太く短い菌糸と球状胞子の集団が直接鏡検でも確認できる（図 1-c）．マラセチア毛包炎では円形から楕円形の胞子が観察される．

鏡検の際には，"モザイク菌"と呼ばれる菌糸様にみえる構造（図 1-d）の他，繊維や花粉を菌と間違えやすいため，観察法に習熟することが望ましい．「モザイク菌」は，角質細胞間の脂肪滴と考えられている[1)7)]．時間をおいて周囲の角質細胞が溶けるのを待ち，再度カバーグラスを押して観察すると消失してしまうため，菌要素ではないと判定できる[7]．

C．採取部位

直接鏡検法で菌を発見できるか否かは，検査材料を病変のどの部位から採取するかが大きく影響する．例えば，頭部白癬では，断裂毛やブラックドットと呼ばれる脱毛後の毛包にみられる黒点，その周囲の鱗屑を採取する[1]．生毛部白癬では病変辺縁の丘疹の角層や小水疱蓋を材料とする[2]．趾間型の足白癬ではびらんや浸軟している部位からは真菌要素は検出されないことが多く，鱗屑が

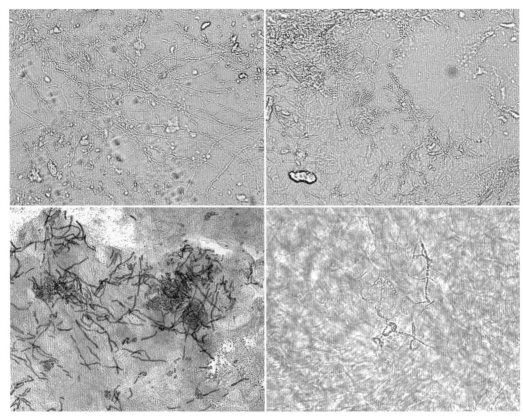

図 1. KOH による直接鏡検法所見

a：白癬菌の菌糸と胞子

b：皮膚カンジダ症でみられた仮性菌糸と胞子

c：癜風でみられた Malassezia 属真菌（ズームブルー® 染色）

d："モザイク菌"と呼ばれる菌糸と間違えやすい構造

a	b
c	d

皮表に付着している部位から採取する[3]．小水疱型の足白癬の場合は小水疱の水疱蓋に菌がみられる[2]．また，爪白癬のうち爪の遠位に白濁・肥厚がみられる病変では，できるだけ白濁部の近位側，爪床側に近く，なるべく深いところから材料を採取する[1〜3]．

なお，カンジダは皮膚や腟，口腔，消化管の粘膜に常在菌として定着しており，培養されても病原菌と断定できない場合がある．皮膚・粘膜カンジダ症の診断では，直接鏡検での菌要素の確認が必要である[2]．

2．真菌培養法

深在性皮膚真菌症の確定診断には，培養による菌種同定が必要である．また，直接鏡検で診断に至ることのできる浅在性皮膚真菌症でも，特に頭部白癬や生毛部白癬では通常検出される2種類の菌（*T. rubrum, T. interdigitale*（*T. mentagrophytes*)）以外による例が稀ではなく，菌種の同定は生活環境中の感染源への対策につながるため，真菌培養の結果が重要視される[1〜3]．培養に成功すれば，真菌学領域の専門施設でさらに分子生物学な検索，菌株の保存も可能となる．培地はクロラムフェニコール添加サブロー培地やマイコセル培地が使用される．

3．その他の真菌検査法：皮膚生検

前述のように，深在性真菌症の診断に皮膚生検は必須である．皮膚結核および皮膚非結核性抗酸菌症，皮膚悪性腫瘍も深在性真菌症に酷似した皮膚症状を呈し得るため，これらが鑑別に挙がった際には，積極的に皮膚生検を行う．

まとめ

皮膚真菌症を診断するための真菌検査法について概説した．病型により検査方法の意味づけが違うことを理解することが重要である．皮膚真菌症について詳しく学びたい方には，本文の中で引用した文献に加え，金沢医科大学皮膚科ホームページに掲載されている真菌講習会テキスト(http://www.kanazawa-med.ac.jp/~dermat/file/course2019.pdf)を推奨する．

参考文献

1) 望月　隆ほか：日本皮膚科学会皮膚真菌症診療ガイドライン 2019．日皮会誌．**129**：2639-2673，2019．

2) 渡辺晋一ほか：皮膚真菌症診断・治療ガイドライン．日皮会誌．**119**：851-862，2009．

3) 山田七子：【皮膚科で診る感染症のすべて】皮膚糸状菌(白癬)のすべて．MB Derma．**242**：131-138，2016．

4) 東　禹彦：パーカーインク KOH 法に替わる方法—クロラゾール真菌染色液．Visual Dermatol．**2**：506-507，2003．

5) 仲　弥：直接鏡検での白癬菌とカンジダの鑑別法は？　水虫最前線．渡辺晋一ほか編．p48-51，メディカルレビュー社，2007．

6) 山元　修：イメージで理解する皮膚病理のサインとパターン．p164-167，学研メディカル秀潤社，2016．

7) 渡辺晋一：KOH(苛性カリ)直接鏡検のコツ　水虫最前線．渡辺晋一ほか編．p82-85，メディカルレビュー社，2007．

PEPARS No.187：80-82, 2022

◆特集／皮膚科ラーニング！STEP UP 形成外科診療

コラム

正しい生検法

光井康博[*1]　小川浩平[*2]

Key Words：悪性黒色腫（malignant melanoma），ケラトアカントーマ（keratoacanthoma），日光角化症（solar keratosis, actinic keratosis），有棘細胞癌（squamous cell carcinoma）

Abstract 正確な病理診断を得るためには，適切な皮膚生検を行う必要がある．まず，病理検査依頼書には病変のサイズ，性状，最近の変化，生検の様式などの臨床情報を記載する必要がある．メラノサイト病変の診断は臨床像，ダーモスコピー像，病理組織像から総合的に判断するため，生検前に臨床写真・ダーモスコピー写真を撮影する必要がある．悪性黒色腫の早期病変については，部分生検標本のみではメラノサイトの分布に関する情報などが不足することが多く，病理診断を確定できないことがある．また掌蹠の色素性病変では，皮丘・皮溝に垂直方向に切り出すことを指示しておく．ケラトアカントーマを疑う病変は，全体構築が把握できる全摘標本を提出することが望ましい．日光角化症や有棘細胞癌を疑う場合は，真皮網上層への浸潤の有無を判断できる標本を提出する必要がある．

　質の高い生検標本を病理検査に提出できれば，質の高い病理診断が期待できる．小さな標本や不適切な方法で採取された標本では，限定的な病理所見しか得られない．表皮および，真皮から皮下脂肪織の上層までを含むように採取する．潰瘍部，壊死部，化膿した部位からの部分生検は二次的所見の修飾が加わるため避ける．依頼書には病変のサイズ，性状，最近の変化などの臨床情報について記載する．部分生検であるか全摘生検であるかの記載も大切である．本稿では，生検方法に注意すべき皮膚腫瘍について，病理診断を行う立場から述べる．

悪性黒色腫

　臨床的に悪性黒色腫を疑う場合，可能であれば病変全体の評価ができる全切除生検を行う．部分生検は，臨床診断が困難で全切除生検が難しい場合，および拡大切除の術式・切除マージン決定のために病変の厚み（tumor thickness）を事前に評価する場合に行われる．部分生検を行う場合は，びらん・潰瘍部をできるだけ避け，深部への浸潤がありそうな部位から行う．また，早期病変の部分生検標本では，メラノサイトの分布（左右非対称性，境界の不明瞭さ）などの情報が不足し，病理診断が困難になる場合がある．特に顔面（図 1）や手掌，足底の早期悪性黒色腫の部分生検標本では，良悪性の判断が難しい．悪性黒色腫を正しく診断するには，臨床像，ダーモスコピー像，病理組織像を合わせて総合的に判断する必要があり，生検を行う症例は術前に臨床写真とダーモスコピー像を撮影する．掌蹠の色素性病変では，メラノサイトの分布を正しく評価するために，皮丘・皮溝に垂直方向に標本を切り出すことを依頼書に指示しておく必要がある．

*1 Yasuhiro MITSUI, 〒634-8522　橿原市四条町840 番地　奈良県立医科大学皮膚科学教室，助教
*2 Kohei OGAWA, 同，学内講師

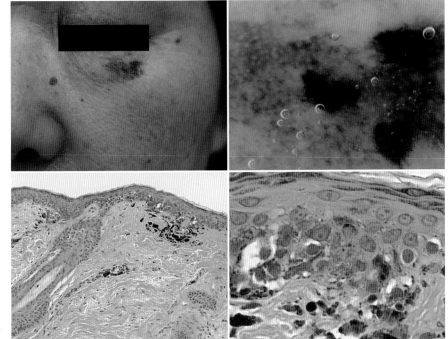

a | b
c | d

図 1. 上皮内悪性黒色腫の1例

a：下眼瞼から左頬部の濃淡のある不整な黒褐色斑

b：ダーモスコピー像．菱形構造や非対称色素性毛孔開大がみられ，悪性黒色腫が疑われる．

c：表皮内にメラノサイトが胞巣を形成，または個別性に軽度増殖している．真皮浅層にメラノファージが浸潤している．

d：メラノサイトの異型性の有無の判断が難しい．病理診断は確定診断を避け記述的にレポートせざるを得ない．臨床像と病理像を含めた総合判断になる．

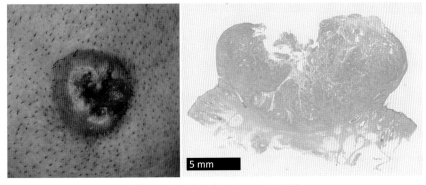

a | b

図 2. ケラトアカントーマの1例

a：中央が噴火口状に陥凹し，角栓を有するドーム状結節

b：全切除標本の病理組織像．左右対称，中央の角栓，辺縁の口唇状突出などの全体構築から，ケラトアカントーマと診断した．

ケラトアカントーマ

ケラトアカントーマは，良性の毛包系腫瘍とする考えや，有棘細胞癌の一亜型とする考えの両方がある[1)2)]．ケラトアカントーマの病理診断には，左右対称，中央の角栓，辺縁の口唇状突出の形成などの病理所見が重要となるため，臨床的にケラトアカントーマを疑うような角栓を有するドーム状病変を生検する場合，全切除生検が望ましい（図2）．ケラトアカントーマでも軽度の細胞異型

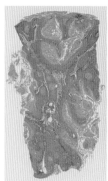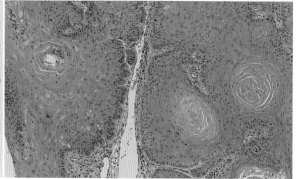

a | b

図 3.
ケラトアカントーマの部分生検標本
a：パンチ生検を施行された．真皮内に角化傾向が強い腫瘍胞巣がみられる．
b：強拡大像．異型性は強くはないが，高分化型有棘細胞癌の可能性も懸念される像であり，診断確定には至らない．最終的には全切除にてケラトアカントーマと診断したが，過剰診断に至る可能性がある．

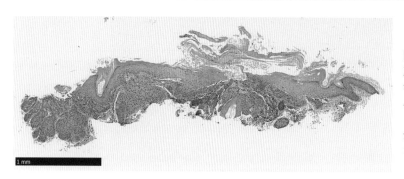

図 4.
顔面の角化性病変の部分生検
浅く shave 生検された標本．表皮内に異型性のある角化細胞が増殖しており，悪性病変であることは判断できるが，真皮内への浸潤の有無が判定できない．

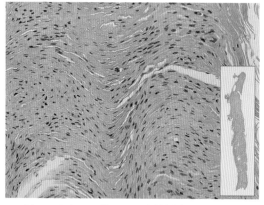

図 5. 皮角の一部のみが生検標本として提出された症例
不全角化を伴う過角化のみで構成される．表皮に到達していない．厚い角層内には核の遺残があるに過ぎず，正確な病理診断は得られない．

は出現し得るため，部分生検では確定診断が困難となる（図 3）．

日光角化症，有棘細胞癌

臨床的に日光角化症や有棘細胞癌を疑う場合，表皮の性状および真皮への浸潤の有無を判断できるよう十分な標本を提出する必要がある．浅く

shave された標本では，上皮内癌（日光角化症）か浸潤癌（有棘細胞癌）かの判定ができず（図 4）に，治療計画の立案に支障をきたす場合がある．また，角化が強く皮角を形成する病変の生検では，表面の角質層のみが標本として提出されることがある．表皮が含まれていなければ良悪性の正確な病理診断は得られない（図 5）．表皮および真皮全層から皮下までを含むような部分生検を行う必要がある．びらん・潰瘍部・壊死部からの生検は避ける．基本的には病変中央付近の浸潤の可能性のある部位から採取すべきであるが，表面の角化が強い場合は敢えて辺縁部の近くから行う場合もある．

参考文献

1) Weedon, D., et al.：Acanthomas. In Le Boit PE, et al.(eds)：World Health Organization Classification of Tumours. pp44-47, IARC Press, Lyon, 2006.
2) Hodak, E., et al.：Solitary keratoacanthoma is a squamous cell carcinoma：Three examples with metastases. Am J Dermatopathol. 15：332-342, 1993.

PEPARS No.187：83-85, 2022

◆特集／皮膚科ラーニング！ STEP UP 形成外科診療

コラム

マスクかぶれへの対応

荻田あづさ*

Key Words：刺激性接触皮膚炎(irritant contact dermatitis)，アレルギー性接触皮膚炎(allergic contact dermatitis)，湿疹(eczema)，酒さ(rosacea)，ざ瘡(acne)，乾癬(psoriasis)

Abstract マスクによる皮膚障害はマスクによる刺激性接触皮膚炎(irritant contact dermatitis)とアレルギー性接触皮膚炎(allergic contact dermatitis)があり，外来で拝見する多くが刺激性接触皮膚炎である．マスクによる摩擦やむれ，脂漏により，湿疹や酒さ，ざ瘡，じんましんなど皮膚炎は多彩である．また，アトピー性皮膚炎や乾癬などの既存疾患の皮疹悪化なども生ずる．生じ得る皮膚炎と個々の皮膚炎に合った治療を紹介する．また，マスクによる悪化因子を突き止め，改善することが治療につながる．

2019 年に新型コロナウイルス感染症が発生して以来，我々はマスク生活を強いられている．それに伴い，マスクによる皮膚障害に悩む人も多い．マスクは N95，使い捨てマスク，洗えて繰り返し使用できるマスクなど多くの種類が普及しているが，一般的に皮膚科外来で拝見することが多い使い捨てタイプによる皮膚炎について取り上げる．

使い捨てマスク素材について

市販されているマスクは多種類あるが，一般的に使用されている使い捨てマスクの素材は不織布である．不織布とは織らない布であり，水の圧力や接着剤でつけたものである．不織布製マスクで基準になっている製品はメルトブロー不織布という製品で，原材料ポリマーを溶かし 0.2 mm 以下の極小の穴が 1 mm 程度の間隔で並べられ吹き出し口からの空気の勢いでドラムに向けて原材料を吹き付けて作られている[1]．都内の薬局で販売されている不織布マスクの素材を調べたところ，マスク表地はポリエステル，フィルター部はポリプロピレン，耳ひも(ゴム部)はポリエステル，ポリウレタンが一般的であった．ノーズ部はアルミ，鉄，ポリエチレン樹脂が多かった．また，家庭用マスクに含まれる揮発性有機化学物質の実態調査[2]によると，2020 年 4 月から 6 月に関東で販売された家庭用マスク(素材は不織布，布，ポリウレタン等のマスク)から家庭用品規制法の乳幼児製品の基準値(16 μg/g)を超えるホルムアルデヒドが溶出されたと報告している．

マスクによる皮膚障害：原因と対処法

1．刺激性接触皮膚炎(Irritant contact dermatitis)

A．摩擦によるもの

摩擦によるマスク皮膚炎は，摩擦により角層防御機能が低下するため皮膚感染症や湿疹を生ずる．特に鼻部やゴムがあたる耳介後部，頬部，頸部の接触部に出現しやすい．基礎疾患がない方でも耳切れ(図 1)や頬部の湿疹(図 2)を生ずる．また，基礎疾患に尋常性乾癬やアトピー性皮膚炎，脂漏性皮膚炎，機械性じんましん，ざ瘡がある場合，摩擦により原疾患の皮膚炎悪化が生ずることもある．アトピー性皮膚炎の患者はもともと皮膚バリアー機能が低下しているが，マスクの摩擦によりさらにバリア機能が悪化し，湿疹の悪化や伝

* Azusa OGITA，〒211-8533 川崎市中原区小杉町 1-383 日本医科大学武蔵小杉病院皮膚科，准教授

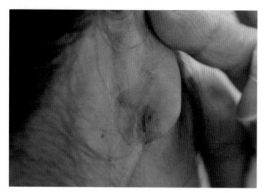

図 1. 右耳介後部の耳切れ

部のゴムの擦れを軽減するには，サージカルマスクへの変更や，市販で販売しているマスクバンドを購入し，ゴムが当たらないように心がける必要がある．

<治　療>

摩擦によるマスク皮膚炎は湿疹や乾癬の悪化，表在性皮膚感染症である．湿疹治療はステロイド外用であり，湿疹が長期化するようであれば適宜タクロリムス軟膏，デルゴシチニブ軟膏へ切り替え，または保湿剤外用とする．乾癬にはステロイド外用と顔面部はビタミンD₃製剤外用とする．皮膚感染症がある場合は抗生剤外用，抗生剤内服としている．

B．マスクによるむれ，脂漏，摩擦によるもの

マスクの長時間使用は呼気によりマスク内で保温多湿状態となる．結果，皮膚に蒸れや脂漏を生じ，摩擦による皮膚バリア機能低下が出現する．むれや脂漏，摩擦による皮膚トラブルは脂漏性皮膚炎，ざ瘡(図4)，酒さ(図5)，口囲皮膚炎(図6)，じんましんやかゆみなどが挙げられる．

<対処法>

マスクの長時間使用を避け，マスクが不潔にな

染性膿痂疹などの感染症になりやすい(図3)．尋常性乾癬の患者でも擦れが原因で，耳介後部や頬部の乾癬皮疹が治りづらくなっている．

<対処法>

皮疹部にマスクによる摩擦が生じないように工夫が必要である．摩擦を軽減するためには，マスクサイズが大きすぎ，小さすぎないこと，ゴムがきつすぎないことが大切で，素材(不織布から布製マスクへ変更)や異なる形状のマスクを使用することが有用である．また，男性はあごひげが長いとマスクがずれやすく擦れの原因となる．耳介

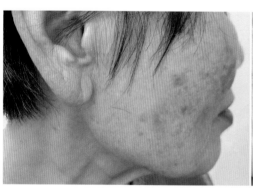
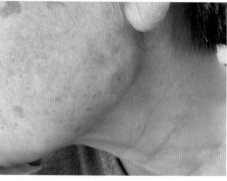

図 2.
両側頬部の湿疹

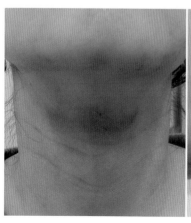
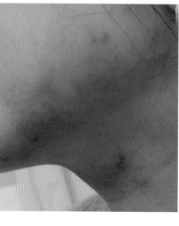

図 3.
顎，左頬部のアトピー性皮膚炎悪化

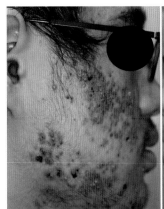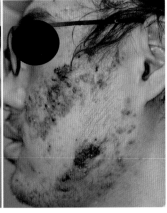

図 4. 両側頬部のざ瘡
両側頬部に膿疱，丘疹，痂皮性丘疹が集簇する.

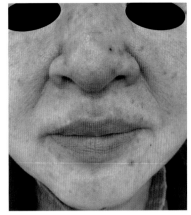

図 5. 酒さ
鼻部，鼻唇溝，口囲の紅斑，丘疹，痂皮性丘疹

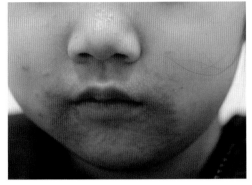

図 6. 口囲皮膚炎
口周囲に紅斑，丘疹がある.

らないように適宜交換する．肌触りが気になる場合は，感染防御能は低下するがマスク素材の変更を勧めている．

＜治　療＞

脂漏性皮膚炎はステロイド外用薬やケトコナゾールクリーム外用薬である．ざ瘡，酒さ，口囲皮膚炎にステロイド外用薬は症状を悪化させるため，抗アレルギー薬内服や抗炎症作用目的で抗生剤内服（ミノサイクリン，ドキシサイクリン塩酸塩，クラリスロマイシンなど），漢方薬内服，デルゴシチニブ軟膏やタクロリムス軟膏などを使用している．じんましん，瘙痒は抗アレルギー薬内服，必要に応じて外用薬を処方する．

2．アレルギー性接触皮膚炎（allergic contact dermatitis；ACD）

マスクによる ACD はⅣ型遅延型アレルギー反応で刺激性接触皮膚炎に比べ発生頻度は少ない．

当院でも ACD は経験ないが，海外では不織布マスクに含まれるホルムアルデヒドによる接触皮膚炎の報告[3]やポリウレタン成分で反応した症例報告[4]がある．また，使い捨てマスクの鼻部にアルミや鉄が使用されていることもあり，アルミや鉄の金属アレルギーがある人には ACD に気をつける必要があるのかもしれない．

まとめ

マスクによる皮膚炎は，生じている皮膚炎（湿疹，ざ瘡，酒さ，じんましん，原疾患の悪化など）に対する基本治療だけでなく，マスクによる悪化因子を突き止め，その原因除去に努めることが最も重要である．また，マスクによる ACD も少数例だが報告があるため注意していく必要がある．

参考文献

1) 河上強志ほか：家庭用マスクに含まれる揮発性有機化学物質及び紫外線吸収剤の実態．The 141st Annual Meeting of the Pharmaceutical Society of Japan（抄録）．2021.
2) 関東裕美：COVID-19 感染対策で生じた顔と手の皮膚症状．皮膚と美容．**53**：91-96，2021.
3) Aerts, O., et al.：Surgical mask dermatitis caused by formaldehyde（releasers）during the COVID-19 pandemic. Contact Dermatitis. **83**：172-173, 2020.
4) Xie Z., et al.：Mask-induced contact dermatitis in handling COVID-19 outbreak. Contact Dermatitis. **83**：166-167, 2020.

FAX 専用注文書

形成・皮膚 2207

年　月　日

○印	PEPARS	定価(消費税込み)	冊数
	2022 年 1 月～12 月定期購読(送料弊社負担)	42,020 円	
	PEPARS No. 183 乳房再建マニュアル ―根治性，整容性，安全性に必要な治療戦略― 増大号 新刊	5,720 円	
	PEPARS No. 171 眼瞼の手術アトラス―手術の流れが見える― 増大号	5,720 円	
	バックナンバー(号数と冊数をご記入ください) No.		

○印	Monthly Book Derma.	定価(消費税込み)	冊数
	2022 年 1 月～12 月定期購読(送料弊社負担)	42,130 円	
	MB Derma. No. 320 エキスパートへの近道！間違いやすい皮膚疾患の見極め 増刊号	7,700 円	
	MB Derma. No. 314 手元に 1 冊！皮膚科混合薬・併用薬使用ガイド 増大号	5,500 円	
	バックナンバー(号数と冊数をご記入ください) No.		

○印	瘢痕・ケロイド治療ジャーナル		
	バックナンバー(号数と冊数をご記入ください) No.		

○印	書籍	定価(消費税込み)	冊数
	ここからマスター！手外科研修レクチャーブック 新刊	9,900 円	
	足の総合病院・下北沢病院がおくる！ ポケット判 主訴から引く足のプライマリケアマニュアル 新刊	6,380 円	
	明日の足診療シリーズⅡ 足の腫瘍性病変・小児疾患の診かた 新刊	9,900 円	
	カラーアトラス 爪の診療実践ガイド 改訂第 2 版	7,920 円	
	イチからはじめる美容医療機器の理論と実践 改訂第 2 版	7,150 円	
	臨床実習で役立つ形成外科診療・救急外来処置ビギナーズマニュアル	7,150 円	
	足爪治療マスター BOOK	6,600 円	
	明日の足診療シリーズⅠ 足の変性疾患・後天性変形の診かた	9,350 円	
	日本美容外科学会会報 Vol. 42 特別号 「美容医療診療指針」	2,750 円	
	図解 こどものあざとできもの―診断力を身につける―	6,160 円	
	美容外科手術―合併症と対策―	22,000 円	
	運動器臨床解剖学―チーム秋田の「メゾ解剖学」基本講座―	5,940 円	
	グラフィック リンパ浮腫診断―医療・看護の現場で役立つケーススタディ―	7,480 円	
	足育学 外来でみるフットケア・フットヘルスウェア	7,700 円	
	ケロイド・肥厚性瘢痕 診断・治療指針 2018	4,180 円	
	実践アトラス 美容外科注入治療 改訂第 2 版	9,900 円	
	ここからスタート！眼形成手術の基本手技	8,250 円	
	Non-Surgical 美容医療超実践講座	15,400 円	

お名前	フリガナ		診療科	
		印		

ご送付先

〒　　－

□自宅　　□お勤め先

電話番号 □自宅 □お勤め先

バックナンバー・書籍合計
5,000 円 以上 の ご 注 文
は代金引換発送になります

―お問い合わせ先―
㈱全日本病院出版会営業部
電話 03(5689)5989

FAX 03(5689)8030

PEPARS

バックナンバー一覧

各号定価 3,300 円(本体 3,000 円＋税)．ただし，増大号の
ため，No. 123, 135, 147, 159, 171, 183 は定価 5,720 円(本体
5,200 円＋税)．
在庫僅少品もございます．品切の場合はご容赦ください．
(2022 年 6 月現在)

掲載されていないバックナンバーにつきまし
ては，弊社ホームページ(www.zenniti.com)
をご覧下さい．

2022 年 年間購読 受付中！
年間購読料 42,020 円(消費税込)(送料弊社負担)
(通常号 11 冊＋増大号 1 冊：合計 12 冊)

click

全日本病院出版会 | 検 索

患者に寄り添うリンパ浮腫診療
—診断と治療—

No. 187　編集企画：
　土佐眞美子　日本医科大学形成外科
　安齋　眞一　PCL Japan／日本医科大学
　　　　　　　皮膚科

PEPARS　No. 187

2022 年 7 月 15 日発行（毎月 1 回 15 日発行）
　　　定価は表紙に表示してあります．
　　　　　Printed in Japan

発行者　　末 定 広 光
発行所　　株式会社　**全日本病院出版会**
〒 113-0033 東京都文京区本郷 3 丁目 16 番 4 号
　　　　電話 (03) 5689-5989　Fax (03) 5689-8030
　　　　郵便振替口座 00160-9-58753

印刷・製本　三報社印刷株式会社　　　電話 (03) 3637-0005
広告取扱店　㈱日本医学広告社　　　電話 (03) 5226-2791